Werner Meidinger

Natürliche Wege der
Entgiftung

**Den Körper sanft und wirkungsvoll von Schlacken befreien.
Die besten Rezepte mit Tee, Brottrunk, Weizengras und Rohkost**

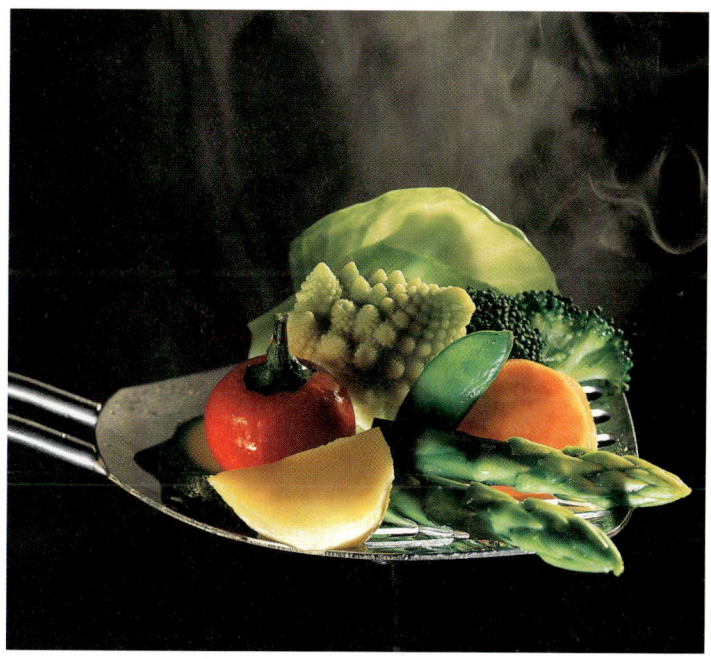

Südwest

Inhalt

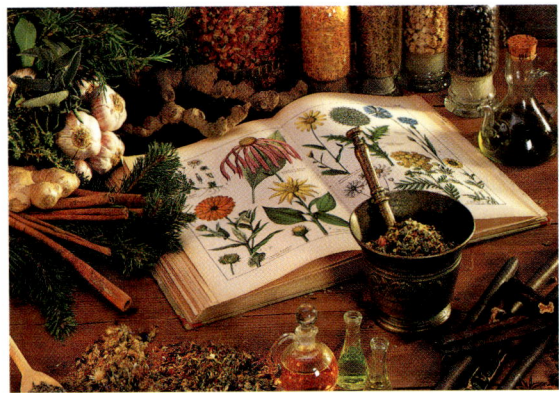

*Aromatische
Kräutertees
helfen bei einer
Entgiftungskur.*

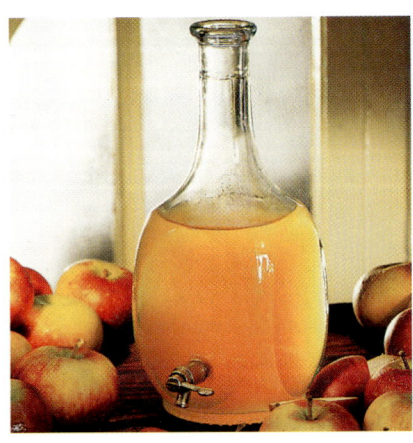

*Naturtrüber
Apfelessig ent-
hält wichtige
Mineralien
und Enzyme.*

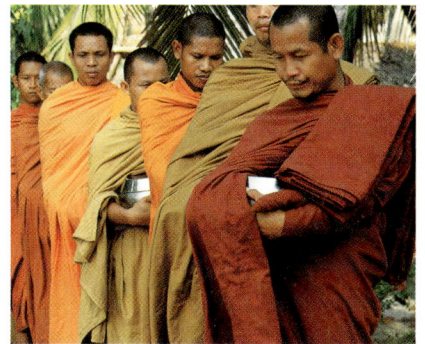

Fasten gehört in vielen Kulturkreisen zum alltäglichen Leben.

Wichtige Grundbausteine: Bewegung, frische Luft und Entspannung.

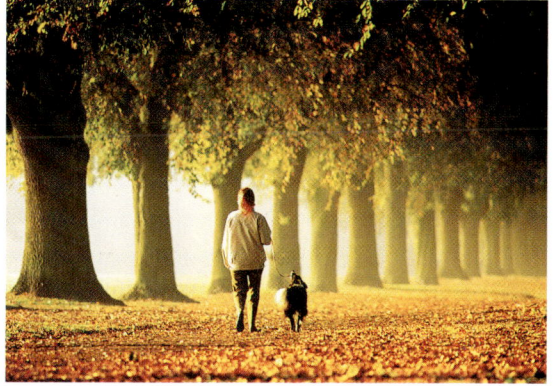

Vorwort

Gift im Körper?

Wer das Wort »Gift« hört, denkt unmittelbar an die klassischen Gifte wie Arsen, Strychnin, Zyankali oder Kurare, das Pfeilgift südamerikanischer Indianer. Doch darum wird es in diesem Buch nicht gehen. Wir wollen vielmehr auf die natürlichen Gifte eingehen, die ständig im Körper im Rahmen von Stoffwechselprozessen entstehen oder ihm von außen zugeführt werden. Körpergifte sammeln sich allmählich über einen längeren Zeitraum im Organismus an, werden zum Teil abgebaut, zum Teil aber auch abgelagert, unter anderem im Fettgewebe. Wird eine bestimmte Konzentration erreicht, entfalten diese Gifte ihre schädliche Wirkung – von ersten Beeinträchtigungen des Wohlbefindens über massive Missempfindungen bis hin zu Krankheiten mit teilweise sogar gravierenden Folgen.

Wenn die natürliche Entgiftung nicht mehr funktioniert

Zwar hat es die Natur so eingerichtet, dass der Körper über äußerst effektive Entgiftungsmechanismen verfügt. Nimmt aber die Giftlast überhand, so können diese, selbst wenn sie auf Hochtouren laufen, keine vollständige Entgiftung mehr bewirken. Erste Anzeichen der zunehmenden Giftbelastung und deren schädlicher Auswirkung stellen sich ein. Das können ständige Müdigkeit, Konzentrationsschwäche und Abgespanntheit ebenso sein wie ein beschleunigter Alterungsprozess, eine allgemein erhöhte Anfälligkeit für Infektionskrankheiten oder immer wiederkehrende, chronische Kopfschmerzen. So mancher hat schon verblüfft festgestellt, dass die Beschwerden nach einer gezielten Entgiftungskur plötzlich verschwunden sind. Deshalb sollten diese frühen Anzeichen nicht auf die leichte Schulter, sondern immer ernst genommen werden. Sie sind Alarmsignale des Organismus, mit denen er davor warnt, dass sich eine Situation im Inneren anbahnt, die er ohne Unterstützung nicht mehr beherrschen kann.

Entgiftung beugt Krankheiten vor

Am besten ist es, regelmäßig Entgiftungsmaßnahmen durchzuführen, um es erst gar nicht so weit kommen zu lassen. Doch wann ist der beste Zeitpunkt dafür? Grundsätzlich ist es zu keiner Zeit falsch, die Gifte im Körper abzubauen. Bewährt haben sich jedoch zwei saisonale Schwerpunkte, an denen eine Entgiftung besonders nützlich ist: das Frühjahr und der Herbst. Dieses Buch soll Sie dabei unterstützen, indem es die jeweiligen Gifte vorstellt und die dazugehörige Methode, sie wieder loszuwerden – durch Stärkung der körpereigenen Entgiftungsmechanismen sowie gezielte Kuren. Wer regelmäßig im Herbst den Organismus auf den Winter vorbereitet und ihn im Frühjahr gezielt von den Schlacken und Schadstoffen, die sich während der kalten Jahreszeit angesammelt haben, befreit, wird feststellen, dass er sich wohler fühlt, seine Leistungsfähigkeit zunimmt und Krankheiten seltener werden.

Während der kalten Jahreszeit ist der Organismus der größten Giftbelastung ausgesetzt. Mangelnde Bewegung, eine Unterversorgung des Körpers mit vitamin- und mineralstoffreicher Rohkost, die allgemein schwerere Kost und ein langsamerer Stoffwechsel bewirken, dass Schlacken schlechter abgebaut werden. Deshalb sollte man sich im Herbst mit einer Kur auf den Winter vorbereiten und im Frühjahr den Abbau angesammelter Gifte unterstützen.

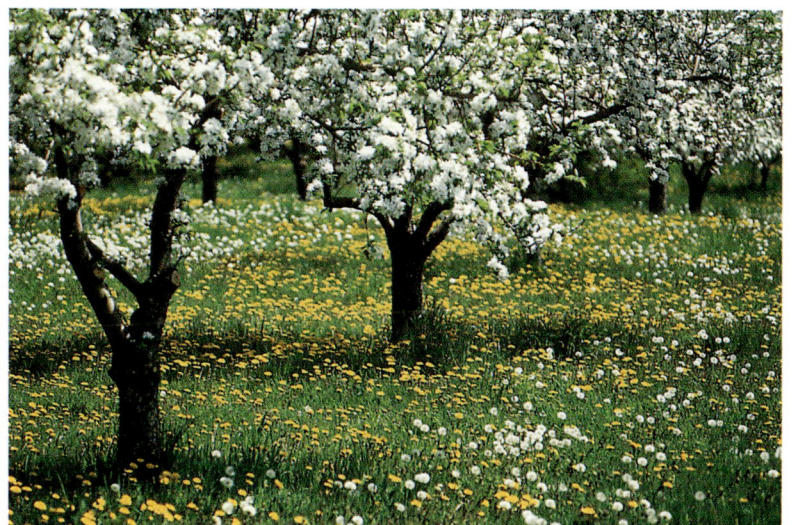

Grundsätzlich ist das Frühjahr neben dem Herbst gut geeignet, Entgiftungsmaßnahmen durchzuführen. Denken Sie nur an die alte christliche Tradition der Fastenzeit vor Ostern.

5

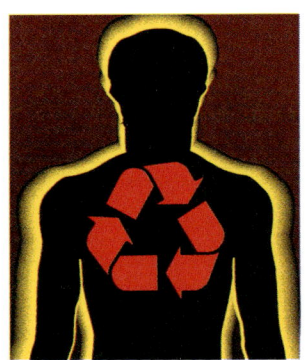

Umweltgifte lassen sich oft vom Körper nicht in für den Organismus unschädliche Substanzen verwandeln. Viele Chemikalien lagern sich in den Zellen ab und können nicht ohne weiteres ausgeschieden werden.

Eine immer größer werdende Zahl von Krankheiten ist der Belastung durch die Umwelt zuzuschreiben. Unter den Schwermetallen ist Quecksilber eines der gefährlichsten Umweltgifte, denn es gelangt nicht nur über die Nahrungskette, sondern auch aus den Amalgamfüllungen der Zähne in den menschlichen Organismus.

Welche Gifte uns belasten

Gifte aus der Umwelt

Noch nie war die Belastung des Organismus mit Chemikalien aus der Umwelt so groß wie heute. Waren 1954 rund 600 000 verschiedene chemische Substanzen bekannt, sind es heute schon über 13 Millionen – gemeldet beim Chemical Abstracts Service, dem weltweiten Zentralregister für Chemikalien in Columbus/USA. Jedes Jahr kommen Tausende neue hinzu. Rund 100 000 dieser Chemikalien werden als potenzielle Umweltgifte eingestuft.

Umweltbedingte Krankheiten

Gerade in jüngster Zeit mehren sich Erkenntnisse über so genannte Umweltkrankheiten, die durch Chemikalien oder Elektrosmog hervorgerufen werden. Die gesamte Bandbreite der Gefahren, die in den Chemikalien schlummern, denen wir täglich ausgesetzt sind, wird sich erst in Zukunft zeigen, denn von vielen weiß man noch nicht einmal genau, wie sie sich auf die menschliche Gesundheit auswirken – sie werden aber trotzdem verwendet.

Multiple Chemische Sensitivität (MCS)

Die Symptome der Umweltkrankheit (Multiple Chemical Sensitivity – vielfältige Chemikalienüberempfindlichkeit) ähneln sehr stark denen von Allergien. Sie reichen von Augenbrennen, Kopfschmerzen, Hals-Nasen-Ohren-Beschwerden, Grippe, Muskel-, Gelenk- und Bauchschmerzen, Verdauungsproblemen und Übelkeit über Schwindel, krankhafte Müdigkeit und Erschöpfung bis hin zu nicht erklärbaren Angstgefühlen, Gedächtnisverlust, Verwirrtheit und Depressionen. Auslöser der Krankheit sind verschiedene Chemikalien in der Umwelt, die unter anderem die Funktion von Enzymen blockieren, deren Aufgabe es ist, Umweltgifte aus dem Körper zu schleusen.

Sick Building Syndrom (SBS)

Auch die Symptome dieser Erkrankung sind im weitergehenden Sinne Allergien und allergische Reaktionen. Bei dem auch als Gebäudekrankheit bezeichneten Leiden sind die Auslöser Schadstoffe, die von Gebäuden ausströmen. Das können z. B. Gifte in PVC- oder Teppichböden, in Tapeten, Dichtungsmassen, Farben, Ziegelsteinen, Möbeln oder im Beton sein. Auch Reinigungs- oder Desinfektionsmittel können solche krank machenden Substanzen enthalten. Und in Büros lauert die Gefahr in Form von Giften, die bei der Verwendung von Fotokopiergeräten oder Druckern freigesetzt werden. Ist eine Klimaanlage vorhanden, werden die Schadstoffe auch noch im gesamten Gebäude verteilt.

Die schädlichsten Umweltgifte

- Pestizide wie Lindan oder Pyrethroide, die häufig Kleidungsstücken aus Naturwolle, Teppichen oder Polstermöbeln zum Schutz vor Mottenbefall beigegeben werden.
- Lösemittel, die in Farben, Lacken und Klebstoffen enthalten sind oder bei der chemischen Reinigung in die Kleidung gelangen.
- Formaldehyd, dessen Verwendung zwar stark eingeschränkt wurde, das aber immer noch aus alten Spanplatten ausdampft.
- PCB (polychlorierte Biphenyle), das als Weichmacher in Klebern und Dichtungsstoffen oder Flammschutzmittel in Lampen eingesetzt wurde. In Deutschland ist die Verwendung zwar inzwischen verboten, es gelangt jedoch aus Mülldeponien noch in die Umwelt.
- Pentachlorphenol in Holzschutzmitteln (seit Dezember 1989 zwar ebenfalls verboten, aber in Altanstrichen noch enthalten).
- Schwermetalle wie Quecksilber, Kadmium oder Blei.

Sie werden in der Umwelt nicht abgebaut und gelangen über die Nahrungskette in den menschlichen Körper.

Besondere Vorsicht ist beim Umgang mit Fleckenentfernern und ähnlichen Reinigungsmitteln angeraten. Sie enthalten oft Schadstoffe wie Benzol, Trichloräthylen, Tetrachlorkohlenwasserstoff oder verschiedene Naphtolverbindungen. Bei der Anwendung verdunsten die Schadstoffe, werden eingeatmet und gelangen über den Blutkreislauf in Nieren und Leber. Diese wichtigen Entgiftungsorgane können dabei so stark geschädigt werden, dass sie im Extremfall sogar ihre Funktion einbüßen.

Da es sich bei den Schadstoffen, die SBS hervorrufen, neben Mineralfasern und Staubpartikeln überwiegend um Chemikalien handelt, leiden die Betroffenen häufig gleichzeitig auch unter der Multiplen Chemischen Sensibilität (MCS).

Chronisches Erschöpfungssyndrom (CFS)

Vom Chronischen Erschöpfungssyndrom (Chronic Fatigue Syndrome) Betroffene leiden unter ständiger Müdigkeit, häufig verbunden mit vielen anderen Symptomen wie Pilzerkrankungen, Allergien, Schlafstörungen, Fieber, Kopf-, Gelenk- oder Muskelschmerzen. Die Beeinträchtigungen können so weit gehen, dass eine Berufsunfähigkeit eintritt. Ursachen sind eine anhaltende Schwächung des Immunsystems durch Umweltgifte oder als Folge davon nicht vollständig ausgeheilte Infektionskrankheiten. Die Diagnose von CFS ist sehr schwierig, da es nicht direkt mit Labortests festgestellt werden kann. Deshalb wird eine Ausschlussdiagnose vorgenommen: Wird kein anderer Auslöser für die Beschwerden gefunden, nimmt man an, dass es sich um CFS handelt.

Amalgamvergiftungen

Symptome einer Amalgamvergiftung können rheumatische Beschwerden, Allergien, Migräne und Kopfschmerzen, Herz-Kreislauf-Störungen, Hauterkrankungen, Augenleiden und psychische Störungen wie z. B. Depressionen sein. Amalgam wird seit über 100 Jahren als Füllstoff bei Karies verwendet. Es besteht aus Quecksilber, Silber, Kupfer, Zinn und Zink. Davon kann sich in erster Linie Quecksilber lösen und in den Körper übergehen. Mit dem Speichel wird es in den Magen-Darm-Trakt gespült; über die Atemluft gelangt es in die Lunge. Im Körper kann es die Blut-Hirn-Schranke überwinden und bis ins Gehirn vordringen, wo es sich dann ablagert. Nach Schätzungen der Weltgesundheitsorganisation (WHO) werden täglich vom Organismus zwischen 3,8 und 21 Mikrogramm dieses Giftes aus den Zahnplomben aufgenommen.

Umweltgiftbedingte Unfruchtbarkeit

Weltweit schlagen Wissenschaftler Alarm, dass die Qualität des männlichen Samens abnimmt. Hauptursache dafür, so wird vermutet, sind Umweltgifte, die künstliche, östrogenähnliche Substanzen enthalten. Diese DES genannten, dem weiblichen Geschlechtshormon ähnlichen Stoffe verursachen Entwicklungsstörungen der männlichen Keimzellen und drosseln die Produktion gesunder Spermien.

Gifte in der Nahrung

Durch frische Kost gegen Gifte gefeit?

Braten, Steak, Fisch, Meeresfrüchte, Obst und Gemüse, alles frisch auf den Tisch – und so gesund. Doch der Schein trügt. Im Fleisch können Reste von Hormonen und Antibiotika sein, in Fisch und Meeresfrüchten Rückstände von Schwermetallen, Antibiotika und Pestiziden (Pflanzenschutzmitteln). Obst und Gemüse können Spuren von Schwermetallen und das durch überreichliche Düngung aufgenommene Nitrat enthalten, das im Körper zu Krebs erregenden Nitrosaminen umgewandelt werden kann.

Selbst Lebensmittel aus ökologischer Landwirtschaft sind nicht vollständig vor der Belastung durch die Umwelt sicher. Gifte, die z. B. aus Industrieschloten entweichen, werden mit dem Regen in den Boden gespült – auch wenn der Acker einem Betrieb mit ökologischem Landbau angeschlossen ist.

Lieber schnell essen als gesund?

Auch Fertiggerichte, von denen in Deutschland jedes Jahr mehr als 400 000 Tonnen verzehrt werden, enthalten häufig Zusatzstoffe, die Allergien auslösen können. Einzelne davon stehen sogar im Verdacht, die Entstehung von Krebs zu fördern.

Neben Farbstoffen sind in vielen Lebensmitteln auch Aromastoffe enthalten. Gesundheitliche Auswirkungen von Aromastoffen sind bisher nur unzulänglich erforscht. Dagegen weiß man von vielen Farbstoffen, dass sie den Organismus schädigen. Trotzdem werden die Produkte, die bekannte gesundheitsgefährdende Substanzen enthalten, weiter verkauft.

Wer auf Nummer Sicher gehen will, der sollte bei der Auswahl von industriell gefertigten Nahrungsmitteln grundsätzlich darauf achten, dass sie keine Zusätze von Aroma- und Süßstoffen, Geschmacksverstärkern, Färbe- und Konservierungsmitteln enthalten.

Aromastoffe werden auf Lebensmitteln verschieden deklariert: Sie werden eingeteilt in »natürliche Aromastoffe« (aus natürlichen Ausgangsstoffen), »naturidentische Aromastoffe« (natürlichen Aromastoffen künstlich nachgebildet) und »künstliche Aromastoffe« (künstlich hergestellt, kommen in der Natur nicht vor).

Stoffe, die industriell verarbeiteten Lebensmitteln zugesetzt werden, können Allergien, Organschäden oder Vergiftungserscheinungen wie Kopfschmerzen und Übelkeit auslösen.

Schädliche E-Stoffe in der Nahrung

E-Bezeich-nung	Chemische Bezeichnung	Farbe	Gesundheitsschädigung
E 102	Tartrazin	Gelber Farbstoff	Kann Allergien auslösen
E 104	Chinolin	Gelber Farbstoff	Kann Allergien auslösen
E 110	Gelborange S	Gelber Farbstoff	Kann Allergien auslösen
E 120	Karminsäure	Roter Farbstoff	Kann Allergien auslösen
E 122	Azorubin	Roter Farbstoff	Kann Allergien auslösen
E 123	Amaranth	Roter Farbstoff	Kann Allergien auslösen und Kalkablagerungen in den Nieren verursachen
E 124	Cochenillerot A	Roter Farbstoff	Kann Allergien auslösen
E 127	Erythrosin	Roter Farbstoff	Kann Allergien auslösen
E 151	Brillantschwarz BN	Schwarzer Farbstoff	Kann Allergien auslösen
E 160b	Bixin und Norbixin	Gelber bis pfirsichgelber Farbstoff	Kann Allergien auslösen
E 210	Benzoesäure	Konservierungsmittel	Kann Allergien auslösen
E 220	Schwefeldioxid	Konservierungsmittel	Kann Kopfschmerzen und Übelkeit verursachen
E 250	Natriumnitrit	Konservierungsmittel	Kann im Körper Krebs erregende Nitrosamine bilden
E 400	Alginsäure	Verdickungsmittel	Kann die Aufnahme von Spurenelementen im Darm verhindern
E 620	Glutaminsäure	Geschmacksverstärker	Kann Kopfschmerzen, Taubheitsgefühl im Nacken und Herzklopfen verursachen
E 623	Kalziumglutamat	Geschmacksverstärker	Führt im Tierversuch zu Veränderungen in Leber und Gehirn
E 625	Magnesiumglutamat	Geschmacksverstärker	Führt im Tierversuch zu Veränderungen in Leber und Gehirn

Krank durch Medizin?

Arzneimittel sind aus der modernen Medizin nicht mehr wegzudenken. Werden sie vom Arzt verordnet und erfolgt die Einnahme kontrolliert, ist auch nichts dagegen einzuwenden. Gefährlich ist die Selbstmedikation mit frei verkäuflichen, d.h. in der Apotheke ohne Rezept erhältlichen Medikamenten. Dazu gehören unter anderem Husten- und Erkältungsmittel, Schlaf- und Beruhigungspräparate sowie Schmerzmittel. Sie können bei langfristiger Einnahme Organe, besonders Nieren und Leber, schwer schädigen. Sind Nieren oder Leber angegriffen, wird ihre Funktion – je nachdem, wie stark die Schädigung ist – eingeschränkt. Die Aufgabe dieser Organe liegt in erster Linie darin, den Körper zu entgiften. Können sie jedoch ihrer Arbeit nicht mehr voll nachgehen, sammeln sich verstärkt Gifte im Organismus an.

Überlastung der Nieren mit Arzneimitteln

Insbesondere Schmerzmittel, die aus einer Kombination von Azetylsalizylsäure, Parazetamol und Koffein bestehen, können schwerste Nierenschäden hervorrufen. Schon die tägliche Einnahme von fünf dieser Tabletten kann in den Nieren Entzündungen und Durchblutungsstörungen verursachen, in deren Folge es zu Schädigungen der Zellen im Nierenmark kommt. Die Nieren schrumpfen und stellen ihre Tätigkeit schließlich ganz ein. Ähnliche Auswirkungen können Kontrastmittel, die für Röntgenuntersuchungen notwendig sind, und Rheumamedikamente haben.

Leberschäden durch Medikamente?

Auch die Leber kann von Arzneimitteln stark in Mitleidenschaft gezogen werden. Es gibt kaum ein Medikament, das nicht über die Leber abgebaut wird. Die meisten dieser Arzneimittel werden wegen der besseren Wirksamkeit in einer fettlöslichen Form hergestellt. Über das Blut gelangen sie in die Leber, deren Aufgabe es ist, sie in eine wasserlösliche Form

Bei etwa jedem zehnten Patienten, der wegen Ausfall der Nierenfunktion zur Dialyse muss, ist Schmerzmittelmissbrauch die Ursache seines Leidens, wie Professor Armin Distler von der Freien Universität Berlin auf dem 27. Kongress für Nierenleiden bekannt gab.

11

umzubauen. Erst dann ist die Ausscheidung dieser Stoffe über die Nieren oder die Galle möglich. Während des Umbauprozesses entstehen jedoch Substanzen, die die Leber selbst schädigen können.

Kaffeekränzchen und Teatime passé?

Genussmittel wie Kaffee oder schwarzer Tee, die Koffein enthalten, sind im Vergleich zu Zigaretten und Alkohol eher harmlos. In Maßen genossen können sie sogar eine Entgiftungskur unterstützen. So wirkt Kaffee leicht harntreibend, was die Ausscheidung von Schadstoffen über die Nieren anregt. Eine Tasse schwarzer Tee zwischendurch hilft – auf schonendere Weise als Kaffee –, wenn der Kreislauf während einer Kur »durchhängt«: Das Koffein wird beim Tee wesentlich langsamer vom Körper aufgenommen als beim Kaffee, da es an Gerbstoffe gebunden ist. Übermäßiger Genuss von schwarzem Tee kann die Entgiftung hingegen indirekt behindern, wenn dessen hoher Gerbstoffgehalt eine Verstopfung verursacht und die Giftausscheidung aus dem Körper durch den Darm blockiert.

Die Aggressivität der freien Radikale liegt daran, dass ein Elektron in ihrer Molekülstruktur fehlt. Ihre Ladung ist dadurch nicht ausgeglichen, und sie trachten danach, das fehlende Elektron zu ersetzen. Indem sie anderen Molekülen im Organismus ein Elektron entreißen, attackieren sie gesunde Zellen.

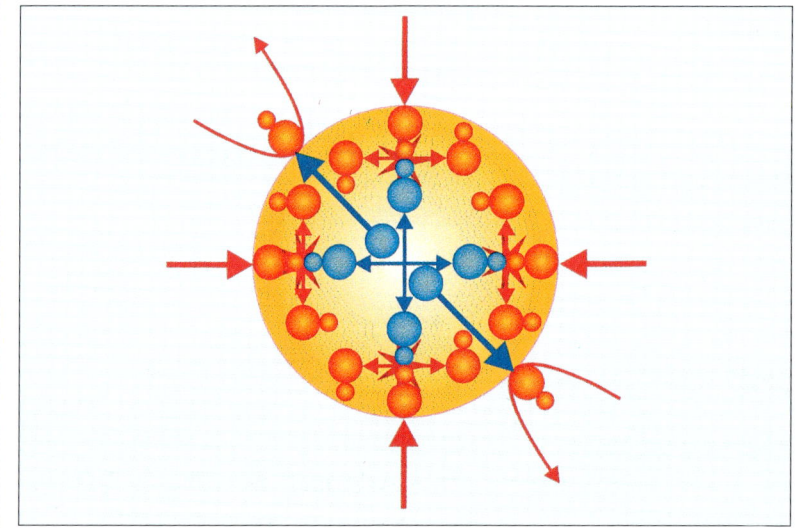

Rauchen – Vergiftung mit jedem Zug

Von allen frei zugänglichen Genussmitteln sind Zigaretten das schädlichste. Im Tabakrauch wurden bislang mehr als 4 000 chemische Verbindungen festgestellt, von denen ein großer Teil gesundheitsschädlich ist – u. a. Teer, Formaldehyd, Schwermetalle wie Arsen und Kadmium und radioaktives Polonium. Raucher sollten deshalb regelmäßig mit gezielten Entgiftungsmaßnahmen dafür sorgen, dass die Schadstoffbelastung in ihrem Organismus abgebaut wird. Und wer mit seinem Laster ganz Schluss macht, kann die vollständige Regeneration des Körpers unterstützen und beschleunigen.

Freie Radikale im blauen Dunst

Besonders gefährlich sind die im Tabakrauch enthaltenen freien Radikale. Etwa 100 Billionen von ihnen werden mit jedem Zug inhaliert – zu viel für so manchen Organismus, um mit ihren schädlichen Auswirkungen ohne Probleme fertigzuwerden.

Freie Radikale sind äußerst aggressive Moleküle, die mit zerstörerischer Kraft auf die Zellen wirken. In ihrer Molekülstruktur fehlt ein einzelnes Elektron, wodurch die im Idealzustand ausgeglichene Spannungsverteilung zwischen positiver und negativer Ladung aus den Fugen gerät. Um das Gleichgewicht wiederherzustellen, trachten sie ständig danach, in ihre Struktur ein Elektron von außerhalb einzufügen, indem sie anderen Molekülen ein Elektron entreißen. Dazu attackieren sie gesunde Körperzellen, zerstören deren Wände und Erbgut und fördern – sofern der Schaden vom körpereigenen Abwehrsystem nicht sofort repariert wird – die Entartung zu Krebszellen.

Schädigungen durch freie Radikale

Alterungsprozesse

Die ständigen Angriffe freier Radikale und die damit verbundene Abwehrschlacht im Organismus bleiben nicht folgenlos. Verschleißer-

Neben den freien Radikalen, die im Rauch selbst enthalten sind, werden auch freie Radikale vom Organismus selbst gebildet, wenn er mit Schadstoffen in Kontakt kommt. Weitere Risikofaktoren sind: bestimmte chemische Schadstoffe in Luft und Nahrung, Strahlenbelastung (UV- und radioaktive Strahlung) sowie extreme Belastungssituationen emotionaler und körperlicher Art.

scheinungen treten auf, der Alterungsprozess wird beschleunigt. Äußerlich sichtbar ist dieser Vorgang an den so genannten Altersflecken, den braunen Verfärbungen der Haut.

Grauer Star (Katarakt)

Grauer Star: Unter den 52- bis 64-jährigen leiden nur 4,5 Prozent daran, bei den 75- bis 85-jährigen sind es schon nahezu 50 Prozent. Sie können dieser Erkrankung durch eine ausgewogene vitaminreiche Ernährung mit Antioxidanzien (Vitamin C und E sowie Beta-Karotin) vorbeugen.

Die zunehmende Linsentrübung im Auge ist eine Krankheit, die überwiegend im Alter auftritt. Freie Radikale schädigen über Jahre hinweg die Zellen des Linsengewebes.

Arteriosklerose (Verhärtung und Verengung der Gefäßinnenwände)

LDL-Cholesterin wird erst durch den Einfluss freier Radikale gefährlich. Diese aggressiven Teilchen zersetzen die in ihm enthaltenen Fettsäuren durch Oxidation. Die verbleibenden, »ranzig« gewordenen Reste des LDL-Cholesterins werden dann von den weißen Blutzellen (Makrophagen) aufgenommen, die sich als so genannte Schaumzellen an der Arterieninnenwand festsetzen und Ablagerungen bilden. Mit der Zeit werden die Adern immer enger. Verstopft sie zudem noch ein Blutgerinnsel, kommt es leicht zum Infarkt.

Rheumatische Beschwerden, Diabetes, Entzündungen

Auch an der Entstehung dieser Beschwerden, so wird vermutet, sind freie Radikale direkt oder zumindest indirekt beteiligt.

Krebsauslöser Tabak

43 im Tabakrauch enthaltene Substanzen sind erwiesenermaßen Krebs auslösend. Sie sind – nach Schätzungen der Deutschen Krebshilfe – die Ursache für

- 60 bis 90 Prozent aller Lungen- und Bronchialkrebserkrankungen
- 30 Prozent aller Bauchspeicheldrüsenerkrankungen
- 30 bis 70 Prozent aller Blasenkrebserkrankungen
- 30 Prozent aller Nierenkrebserkrankungen

Körpereigene Abwehr durch freie Radikale

Freie Radikale sind nicht grundsätzlich schädlich. Eine begrenzte Anzahl von ihnen im Organismus ist sogar von Vorteil: Das Immunsystem hat im Laufe der Entwicklung gelernt, sich die Aggressivität der freien Radikale zunutze zu machen. Killerzellen des Abwehrsystems, so genannte Makrophagen, schließen in ihrem Inneren Radikale ein. Stoßen die Killerzellen auf ihrem Streifzug durch den Körper auf Krankheitserreger, schlucken sie diese und überlassen alles Weitere den Radikalen in ihrem »Bauch«. Diese attackieren die Krankheitserreger so lange, bis sie zerstört und dadurch unschädlich geworden sind.

Vitamin C – der Freie-Radikale-Killer

Weshalb werden die Killerzellen nicht selbst von ihrer gefährlichen Fracht vernichtet? Ganz einfach: Sie haben einen Trick, der sie davor schützt. In ihrem Inneren speichern sie reichlich Vitamin C, das die Radikale in Schach halten kann. Killerzellen verbrauchen deshalb rund 50-mal mehr Vitamin C als andere Körperzellen. Folglich können sie auch am effektivsten gegen Krankheitserreger vorgehen, wenn sie über einen hohen Gehalt an Vitamin C verfügen. Nimmt die Vitamin-C-Konzentration im Inneren ab, werden die Abwehrkräfte immer schwächer. Und sinkt der Vitamin-C-Gehalt unter eine kritische Grenze, gehen die Abwehrzellen zugrunde. Allerdings werden die Zellschutzvitamine während ihres Kampfes mit den Radikalen selbst zerstört, so dass ständig von außen – am besten über eine ausgewogene Ernährung – für Nachschub gesorgt werden muss. Vitamin C wird jedoch nicht nur durch die Abwehrschlacht des Körpers verbraucht. Es ist auch in der Lage, Vitamin E, das im Kampf gegen Radikale Schäden erlitten hat, wieder aufzubauen. Eine hohe Versorgung des Organismus mit Vitamin C setzt folglich den Bedarf an Vitamin-E-Nachschub herab.

Vitamin C ist zusammen mit Vitamin E maßgeblich an der Verhütung von Ablagerungen, so genannten Plaques, beteiligt, die Arteriosklerose verursachen, und wirkt sogar vorbeugend gegen Krebs.

Freie Radikale sind instabile Sauerstoffmoleküle, die im Körper andere Teilchen oxidieren und damit zerstören. Leider unterscheiden sie dabei nicht zwischen nützlichen und schädlichen Substanzen. Nehmen sie nicht überhand, so kann das Abwehrsystem unseres Körpers diese aggressiven Teilchen auch für sich arbeiten lassen – etwa um Bakterien und entzündliche Prozesse abzuwehren.

Mit Vitamin E und Beta-Karotin gegen freie Radikale

Neben Vitamin C können auch Vitamin E und das Provitamin Beta-Karotin freie Radikale im Organismus bändigen und deren schädlichen Auswirkungen vorbeugen. Sie geben aus ihrer eigenen Molekülstruktur ein Elektron an ein freies Radikal ab und sorgen somit dafür, dass dessen elektrische Spannungsverteilung wieder ausgeglichen wird und es seine zerstörerische Aggressivität verliert.

Die fettlöslichen Vitamine E und Beta-Karotin sind überwiegend im fetthaltigen Bereich der Zellmembranen aktiv und zerstören dort freie Radikale, noch ehe sie auf die Zellwände treffen können. Vitamin C hingegen ist wasserlöslich. Es liegt hauptsächlich in der wässrigen Lösung des Zellinneren vor. Schaffen es freie Radikale, den Schutzwall von Vitamin E und Beta-Karotin zu überwinden, die Zellwand zu durchdringen und bis ins Innere der Zelle zu gelangen, können sie dort noch vom Vitamin C unschädlich gemacht werden.

Zellschutzvitamine – die Radikalefänger		
Vitamin	Tagesbedarf	Lebensmittel
Vitamin C (Askorbinsäure), wasserlöslich	150–200 mg	Zitrusfrüchte wie Zitronen, Orangen, Grapefruits, außerdem Kiwis, Erdbeeren, Hagebutten, Sanddorn, Brokkoli, Spinat, Kartoffeln, Tomaten, Paprika und alle Kohlsorten
Vitamin E (Alpha-Tokopherol), fettlöslich	12 mg	Pflanzenöle und –fette, Margarine, Makrelen, Sojabohnen, Erd- und Walnüsse, Mandeln, Sonnenblumenkerne, grünes Blattgemüse, Lebertran
Provitamin Beta-Karotin, fettlöslich	6 mg	Alle roten und gelben Obst- und Gemüsesorten wie Karotten, Tomaten, Aprikosen, Mangos, roter und grüner Paprika und dunkelgrünes Blattgemüse wie Brokkoli oder Spinat

Giftwirkung des Alkohols

Eine verstärkte Ansammlung von Giften im Körper entsteht auch bei andauerndem erhöhten Alkoholgenuss. Befindet sich Alkohol im Organismus, weist die Leber seinem Abbau erhöhte Priorität zu. Das bedeutet: Sie vernachlässigt ihre anderen Aufgaben; der Abbau und die Ausscheidung sonstiger Körpergifte werden zurückgestellt. Fette z.B. werden nicht verarbeitet, sondern in den Leberzellen gespeichert. Erst wenn sich kein Alkohol mehr im Organismus befindet, wendet sich die Leber dem Abbau von Fett und anderen Schadstoffen zu. Wird jedoch täglich Alkohol in größeren Mengen aufgenommen, bildet sich allmählich eine Fettleber, der später eine Leberzirrhose (Schrumpfleber) folgen kann. Alkohol stört also das Entgiftungsorgan Leber ganz erheblich bei seiner zentralen Aufgabe, Gifte aus dem Körper zu leiten. Außerdem treibt Alkohol die Harnsäurewerte im Blut hoch und begünstigt auf diese Weise die Ausbildung von Gicht und rheumatischen Erkrankungen.

Alkohol hemmt nicht nur die Ausscheidung von gichtfördernder Harnsäure über die Nieren, sondern bewirkt auch eine allgemeine Übersäuerung des Organismus, da bei seinem Abbau in der Leber Essigsäure entsteht.

Grenzwerte für die tägliche Alkoholaufnahme

Die Belastbarkeit der Leber unterscheidet sich ganz erheblich bei Männern und Frauen. Als Faustregel gilt:

- Männer sollten täglich nicht mehr als 60 Gramm reinen Alkohol zu sich nehmen.
- Bei Frauen beträgt die unschädliche Tagesdosis weit weniger, nämlich maximal 20 Gramm.

Zum Vergleich:
Ein Liter Branntwein enthält etwa 300 Gramm reinen Alkohol, ein Liter Wermut 120 Gramm, ein Liter Wein 75 Gramm und ein Liter Bier 30 Gramm.
Um der Leber Zeit zu geben, sich zu regenerieren, sollten überdies ein bis zwei vollkommen alkoholfreie Tage pro Woche eingelegt werden. Zudem sollte man sich ausreichend Nachtruhe gönnen (siehe dazu Seite 89).

Giftfaktor Stress

Stress ist zwar kein Gift im direkten Sinn, kann aber die Entgiftung des Körpers ganz wesentlich indirekt beeinflussen. Im negativen Fall kann er die Funktionstüchtigkeit der körpereigenen Entgiftungsorgane hemmen oder sogar weitgehend blockieren. »Im negativen Fall« deshalb, weil man in der Wissenschaft zwischen zwei Arten von Stress unterscheidet: einer schädlichen Art, dem so genannten Distress, und einer unschädlichen, dem so genannten Eustress.

Länger anhaltende psychisch belastende Situationen haben auch einen Einfluss auf die Biochemie Ihres Körpers. Psychohygiene ist deshalb mindestens ebenso wichtig wie eine gesunde Ernährung.

Positiver oder negativer Stress

Eustress, z. B. freudige Erregung, kann den Organismus positiv beeinflussen, weil er die Organtätigkeit und damit auch die Körperentgiftung anregen kann. Dagegen wirkt sich ein anhaltender Distress über einen längeren Zeitraum fatal auf die Entgiftung aus. Seine Auslöser sind u. a. Trauer oder Enttäuschung, sexuelle Probleme oder Streit mit dem Partner, übermäßige Anstrengung und Belastung, ständig wiederkehrende Ärgernisse im Berufs- oder Privatleben, aber auch Lärm, Hetze oder Schmerz.

Krank durch Stress

Distress regt im Körper die Ausschüttung der Stresshormone Adrenalin und Noradrenalin an, mit der Folge, dass der Organismus in höchste Alarmbereitschaft versetzt wird und ständig unter Spannung steht. Wichtige Regenerations- und Aufbauphasen werden drastisch verkürzt oder unterdrückt, unter anderem auch die Entgiftung. Es kommt nicht von ungefähr, dass der Ausbruch schwerer Krankheiten – wie rheumatische Beschwerden, Diabetes mellitus oder Geschwüre im Bereich des Magens und Zwölffingerdarms – häufig nach langen und extrem belastenden Stresszeiten beobachtet wird.
Schädlicher Stress ruft nicht nur Herz-Kreislauf-Erkrankungen hervor, sondern beeinträchtigt die Tätigkeit von Leber und Nieren, beeinflusst

die gesunde, freie Atmung, verursacht Verdauungsstörungen und eine allgemeine Schwächung des Immunsystems. Die Abwehrkräfte werden mit Körpergiften nicht mehr so leicht fertig; deren negative Auswirkungen auf die gesamte Gesundheit kommen umso gravierender zum Tragen.

Gesunde Energiebilanz mindert Stress

Schutz vor den gesundheitsschädlichen Folgen von Stress bieten eine ausgewogene Ernährung mit viel vollwertigen Nahrungsmitteln, die vom Körper langsam und gleichmäßig aufgenommen und verwertet werden, wie z. B. Vollkornbrot, Getreideflocken oder Müsli aber auch ballaststoffreiche Gemüse- und Obstsorten.

Sie können aber nicht nur mit der Ernährung wirksam gegen Stress vorgehen. Als sehr effektiv hat sich regelmäßige Bewegung – besonders an der frischen Luft – erwiesen. Hilfe gegen negativen Stress bietet außerdem die Anwendung verschiedener Entspannungstechniken wie autogenes Training, Yoga oder Meditationsübungen. Probieren Sie die verschiedenen Möglichkeiten aus, und entscheiden Sie, welche Sportart oder Entspannungsmethode für Sie die richtige ist.

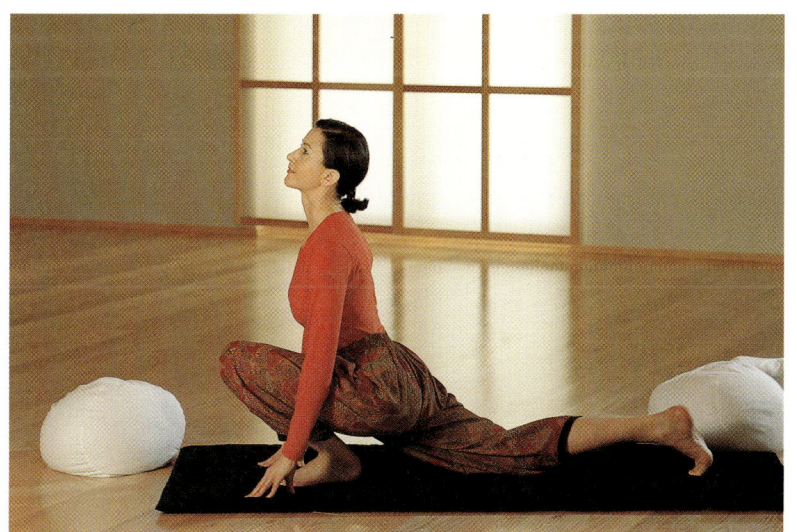

Nicht alle Stressfaktoren lassen sich ausschalten. Mit einer ausgewogenen Vollwerternährung sind Sie jedoch allemal besser gerüstet. Übrigens: Alkohol hemmt die Aufnahme des Nervenvitamins B1 aus der Nahrung. Ertränken Sie Ihre Sorgen also lieber nicht in Bier oder Wein. Sie schwächen Ihren Organismus sonst noch zusätzlich.

Der Leistungsgedanke sollte auf der Suche nach einer Entspannungstechnik außen vor bleiben. Setzen Sie sich nicht unter Druck. Finden Sie heraus, welche Bewegungsabläufe Ihrem Organismus entsprechen. Hilfreich auf dem Weg zu einer harmonischen Lebensweise ist es auch, einige Übungen in Ihren Tagesablauf einzubauen.

So leitet der Körper Gifte von selbst aus

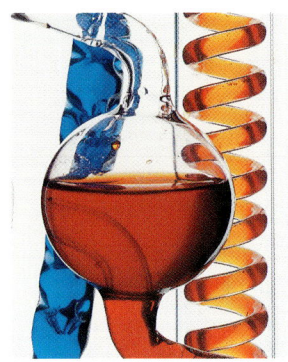

Ein ausgefeiltes System von Venen und Adern transportiert pro Minute ca. eineinhalb Liter Blut durch das Recyclingsystem Leber.

Schon vor 2300 Jahren bezeichneten chinesische Ärzte die Leber als das zentrale Organ des Menschen. Da Beeinträchtigungen der Leberfunktion eine Vielzahl unterschwelliger Beschwerden – von Müdigkeit über Unwohlsein bis hin zu Depressionen – auslösen können, sahen sie in ihr den Sitz der Seele und der Gefühle. Lange Zeit jedoch blieb ihre wahre Aufgabe ein Rätsel.

Entgiftung über die Leber

Sie rührt sich nicht, wenn es ihr schlecht geht. Sie arbeitet wie besessen. Und sie nimmt eine Schlüsselfunktion im Stoffwechsel des Organismus ein, ohne sich in den Vordergrund zu drängen. Unscheinbar verborgen im rechten Oberbauch, steuert die Leber – mit rund eineinhalb Kilogramm Gewicht die größte Drüse des menschlichen Körpers – mehr als 500 Stoffwechselvorgänge. Manche von ihnen sind so kompliziert, dass es der Wissenschaft bis heute nicht gelungen ist, ihre Geheimnisse bis ins letzte Detail aufzuklären.

Schadstofffilter Leber

Die Leber ist zentrale Chemiefabrik und Klärwerk des Körpers in einem. Neben ihrer Aufgabe, einzelne Substanzen in verwert- und verdaubare Stoffe umzuwandeln, ist sie auch für die Reinigung des Blutes zuständig. Jeder Tropfen Blut – pro Minute fließen etwa eineinhalb Liter durch sie hindurch – wird von den hoch spezialisierten Leberzellen untersucht. Die Körperflüssigkeit wird dabei auf mögliche Schadstoffe hin geprüft. Dies können sein: Arzneimittelrückstände, Stoffwechselreste, Umweltgifte und Teile von Viren oder Bakterien, die vom Immunsystem zerlegt und unschädlich gemacht wurden.

Recycling durch die Leber

Bevor die Leber eine Ausscheidung über die Gallenblase zum Darm oder über das Blut zu den Nieren veranlasst, untersucht sie, ob nicht einzelne Bausteine dieser Schadstoffe recycelt und für andere Körperfunktionen wieder verwendet werden können. Dies ist z. B. beim roten Blutfarbstoff überalterter roter Blutkörperchen der Fall. Aus ihm stellt die Leber grün-braunen Gallenfarbstoff her.

Wenn die Leber streikt

Erste Anzeichen einer Lebererkrankung sind Müdigkeit und Konzentrationsschwäche, gelbe Augenbindehäute, glänzende Lacklippen, Haarausfall, erweiterte Blutgefäße, gerötete Handflächen, graugelbe Haut und verstärkte Blutungsneigung. Rechtzeitig erkannt, kann eine Leberschädigung verhindert werden. Angegriffene Leberzellen sind in der Lage, sich wieder zu regenerieren. Wird für längere Zeit auf die krankheitsauslösenden Stoffe – Alkohol, Drogen oder Medikamente – verzichtet, können die Leberzellen sich wieder vollständig erholen.

Aufgaben der Leber im Stoffwechsel

- Kohlenhydrate, die mit der Nahrung zugeführt werden, bearbeitet die Leber derart, dass der Organismus sie verdauen kann. Ist zu viel von ihnen vorhanden, verwandelt sie die überschüssige Menge in Fett und veranlasst, dass es in den Fettzellen des Körpers gelagert wird. Bei Bedarf, etwa bei fehlender Nahrung, steuert sie den Abbau dieser Depotfette.
- Mit dem Essen aufgenommene Fette, so genannte Lipide, werden von der Leber in lebenswichtige Substanzen verwandelt, darunter in erster Linie das Cholesterin. Auch wenn zu viel davon häufig zu Gefäßverkalkung führt, ist es wichtiger Bestandteil von Hormonen und für die Funktion der Nervenzellen notwendig.
- Eiweiße, die im Organismus vorhanden sind, aber nicht verarbeitet werden können, spaltet die Leber in ihre einzelnen Bestandteile auf, um anschließend daraus verwertbare Eiweiße zu bauen. Da dabei überschüssiger, den Stoffwechsel belastender Stickstoff frei wird, wandelt sie diesen in Harnstoff um. Über den Blutkreislauf wird er zu den Nieren transportiert, dort ausgefiltert und mit dem Urin ausgeschieden.

Für die Herstellung roter Blutkörperchen, wie es einst die Ärzte des Altertums vermuteten, ist die Leber nur beim Ungeborenen und in den ersten Lebensmonaten des Babys zuständig. Danach wendet sie sich vollkommen ihrer Aufgabe als Stoffwechselregulator und Entgiftungsorgan zu. Kann sie dieser nicht mehr nachkommen, ist der Tod durch Übergiftung des gesamten Organismus die unweigerliche Folge.

Eine Leberentzündung durch Hepatitisviren können Sie in fernen Ländern nicht nur durch das Trinken nicht abgekochten Wassers, sondern auch durch den Genuss von Obst bekommen. Denn oft werden die Früchte auf dem Markt mit verschmutztem Wasser abgespritzt.

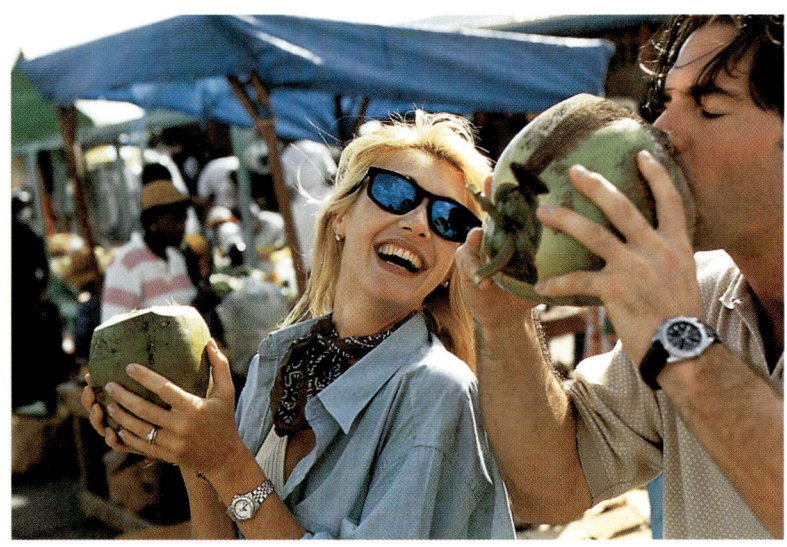

Die Leber ist schmerzunempfindlich, d. h. sie warnt uns nicht – wie beispielsweise der Magen –, wenn sie durch Fehlernährung und übermäßigen Alkoholgenuss belastet oder sogar geschädigt wird. Meiden Sie deshalb diese Risikofaktoren.

Tips zur Schonung der Leber

● Verwenden Sie weitgehend Lebensmittel ohne Konservierungsstoffe.
● Nehmen Sie Quark in Ihren täglichen Speiseplan auf. Quark enthält Aminosäuren, die die Leber schützen.
● Trinken Sie viel. Ideal wären mehr als zwei Liter Mineralwasser oder Kräutertee täglich.
● Zwei alkoholfreie Tage pro Woche tun nicht nur Ihrer Leber gut.
● Medikamente sollten nie ohne ärztlichen Rat und eventuelle Kontrolle der Leberfunktion über einen längeren Zeitraum eingenommen werden. Grundsätzlich gilt: Wenn möglich, ganz auf Medikamente verzichten.
● Achten Sie besonders bei Reisen in exotische Länder sehr genau auf die Hygiene. Dort lauern – in verschmutztem Wasser oder damit in Berührung gekommenen Lebensmitteln – Hepatitisviren, die eine Leberentzündung verursachen können.
● Noch gefährlicher ist ein Typ von Hepatitisviren, der durch Körperflüssigkeiten wie Blut, Urin, Schweiß und beim Geschlechtsverkehr übertragen wird. Etwa jeder 20. Patient stirbt an dieser Infektion.

Entgiftung über die Nieren

Hinter der Bauchhöhle, rechts und links von der Wirbelsäule, befinden sich die Nieren. Die rechte Niere liegt schräg unterhalb der Leber, die linke unterhalb der Milz. Von der Form her kann man die Nieren mit Bohnen vergleichen – rund zehn bis zwölf Zentimeter lang, fünf Zentimeter breit und knapp vier Zentimeter dick. Eine gesunde Niere wiegt zwischen 100 und 150 Gramm und wird zu ihrem Schutz von einer festen Bindegewebskapsel umschlossen.

Tägliche Blutwäsche durch die Nieren

In der Niere selbst unterscheidet man zwei Schichten: die Rindenregion und die Markregion. Durch sie hindurch führen Hunderttausende haarfeiner Kanälchen, die zuletzt in den Harnleiter übergehen. Mehr als 300-mal durchströmt das Blut jeden Tag diese feinen Gefäße und wird dabei gefiltert. Stoffe, die der Körper noch benötigt, werden in den Kreislauf zurückgegeben. Substanzen, die überflüssig sind oder als schädlich ausgewiesen werden, also zu Vergiftungen führen können – Harnsäure, Harnstoff oder das Stoffwechselendprodukt Kreatinin –, werden über den Harn ausgeschieden. Bei einem Gesunden produzieren die Nieren zwischen ein und zwei Liter Harn täglich.

Fällt eine der beiden Nieren aus, so ist die andere durchaus noch in der Lage, deren Aufgabe mit zu erfüllen. Können die Nieren jedoch nicht mehr richtig arbeiten, kommt es zu einer Ansammlung der auszuscheidenden Substanzen im Körper. Die Folge ist eine lebensbedrohende Vergiftung.

Blasenentzündungen – gefährlich für die Nieren

Besonders gefährlich für die Nieren ist eine Nierenbeckenentzündung, die häufig aus einer verschleppten Entzündung der Blase und der Harnwege entsteht. Dabei steigen Bakterien von der Blase durch die Harnleiter bis zu den Nieren auf. Blasenentzündungen, deren Anzeichen häufi-

Eine Untersuchung italienischer Wissenschaftler von 61 Patienten, die seit fünf Jahren täglich mindestens zwei Gläser Wein getrunken hatten, ergab Hinweise auf beginnende Einschränkungen der Nierenfunktion. Diese verschwanden jedoch von selbst wieder, nachdem die Testpersonen vier Wochen lang auf Alkohol verzichtet hatten.

Preiselbeersaft schützt vor Blaseninfektion. Das ergab eine Studie mit 153 Patientinnen an der Harvard Universität in Boston. Frauen, die täglich einen viertel Liter Preisel-beersaft tranken, erlitten 42 Prozent weniger Harn-wegsinfekte.

ger Harndrang und Schmerzen beim Wasserlassen sind, entstehen oft durch Unterkühlung. Werden auch die Nieren angegriffen, folgen hohes Fieber, Übelkeit, Bauch- und Rückenschmerzen sowie ebenfalls Beschwerden beim Wasserlassen. Sind die Symptome nach eineinhalb bis zwei Wochen nicht abgeklungen, unbedingt einen Arzt aufsuchen! Die Harnwegsentzündung könnte sonst chronisch werden.

Blasenentzündung richtig behandeln

● Sorgen Sie für gleichmäßige Wärme; vermeiden Sie nach Möglich-keit einen abrupten Wechsel von Heiß und Kalt.

● Halten Sie die verordnete Bettruhe ein.

● Trinken Sie so viel wie möglich, aber mindestens drei Liter alko-holfreie Flüssigkeit (Mineralwasser, Blasentees) täglich, um die Krank-heitserreger aus dem Körper zu spülen.

● Wohl tuend und heilend sind warme Sitzbäder, zweimal am Tag.

● Bewährt haben sich außerdem feuchtwarme Blasenwickel; am besten dreimal täglich anwenden.

● Preiselbeersaft schützt vor Harnwegsinfektionen, die durch das Ein-dringen von Kolibakterien aus dem Dickdarm in die Harnwege entste-hen. Die Säure des Saftes verhindert, dass eingedrungene Bakterien sich an die Innenwände der Harnwege »klammern« können. Stattdessen werden sie mit dem Urin ausgespült, noch bevor sie eine Entzündung auslösen.

● Besonderer Tip für Frauen: Viele benützen zur Intimpflege Seifen, Sprays, parfümierte Slipeinlagen u. Ä. Diese Pflegemittel enthalten Chemikalien, die von der gut durchbluteten Scheidenschleimhaut auf-genommen und in den Körper geleitet werden. Dort können sie in Blase und Harnwegen Entzündungen verursachen. Wer an einer sol-chen Infektion leidet und, statt chemische Pflegemittel zu benutzen, lediglich Waschungen mit klarem Wasser vornimmt, erreicht damit eine rasche Heilung.

In vielen Fällen kann dann sogar auf den Einsatz von Antibiotika ver-zichtet werden.

Wie Professor Hansjörg Melchior von der Univer-sität Kassel herausfand, ist bei neun von zehn Frauen, die an Blasenent-zündungen leiden, die Verwendung von Intim-pflegemitteln mit für das Entstehen verantwortlich.

Bei Nierenentzündung sofort zum Arzt!

Bei einer Entzündung der Nieren haben sich im Nierenbecken und im angrenzenden Nierengewebe Bakterien angesiedelt, die eine eitrige Infektion auslösen. Sobald die ersten Beschwerden auftreten, muss die Erkrankung unbedingt vom Arzt behandelt werden, damit sie keinen chronischen Verlauf nimmt. Wird nicht sofort etwas gegen sie unternommen, verschwinden zwar die lästigen Symptome, die krankheitsauslösenden Bakterien bleiben aber trotzdem in der Nierenregion zurück und vermehren sich weiter. Im fortgeschrittenen Stadium einer Nierenbeckenentzündung droht eine Schrumpfung des Nierengewebes. Im Endstadium kann es sogar zum vollständigen Nierenversagen kommen. Eine schleichende Vergiftung des gesamten Körpers mit Stoffwechselendprodukten und -giften wäre die Folge. Ohne künstliche Blutwäsche (Dialyse) würde innerhalb von ein bis zwei Wochen der Tod eintreten.

Das hilft bei eingeschränkter Nierenfunktion

Patienten mit geringfügig eingeschränkter Nierenfunktion sollten auf allzu eiweißreiche Ernährung verzichten. Bei Betroffenen, die eine eiweißreduzierte Diät erhalten, bessert sich die Nierenfunktion nach einigen Monaten wieder. Allerdings muss die Ernährungsumstellung frühzeitig erfolgen. Liegt nämlich schon eine erhebliche Störung der Nierentätigkeit vor, hilft auch der eiweißarme Speiseplan nichts mehr.

Es gibt Hinweise darauf, dass eine über längere Zeit erhöhte Eiweißzufuhr an der Entstehung von Osteoporose und bestimmten Nierensteinen beteiligt ist. Das Überangebot an Proteinen bewirkt eine vermehrte Ausscheidung von Kalzium über die Nieren.

Schutz für die Nieren

- Nehmen Sie viel Flüssigkeit zu sich, täglich mindestens zwei bis drei Liter, am besten Mineralwasser und Kräutertees.
- Bei hohem Blutdruck gilt: Regelmäßig kontrollieren und behandeln lassen. Er kann dem empfindlichen Nierengewebe Schaden zufügen.
- Alkohol kann die Nieren ebenfalls in Mitleidenschaft ziehen. Deshalb die guten Tröpfchen stets in Maßen genießen.

Ballaststoffe können schädliche Substanzen im Dünn-
darm an sich binden und
dadurch verhindern, dass sie
ins Blut aufgenommen
werden. Dass bestimmte
Mineralstoffe dabei auch an
einer Resorption gehindert
werden, wird durch den
hohen Vitamin- und Mine-
ralstoffgehalt ballaststoff-
reicher Lebensmittel wie
Gemüse, Obst und Getreide
mehr als ausgeglichen. Man
sollte jedoch keine reinen
Ballaststoffpräparate über
längere Zeit einnehmen.

*Essen Sie Salat zu Beginn
einer Mahlzeit. Die Speisen
werden in der Reihenfolge
ihres Eingangs von den
Verdauungsorganen bear-
beitet. Da z. B. Fleisch
wesentlich länger braucht,
um verdaut zu werden, als
Salat, gehen wichtige
Nährstoffe verloren, wenn
Fleisch in der Speisenabfolge
vorgezogen wird.*

Entgiftung über den Darm

Der menschliche Darm, durch den sich während der Verdauung die gesamte Nahrung schiebt, wird im Wesentlichen in zwei Abschnitte unterteilt: den zwischen sechs und sieben Meter langen Dünndarm und den rund eineinhalb Meter langen Dickdarm.

Aufgaben von Dünn- und Dickdarm

Nach dem Magen kommen die Speisen zuerst in den Dünndarm, in dem der Nahrungsbrei in seine Grundsubstanzen aufgespalten wird. Die einzelnen Bestandteile, wie z. B. Kohlenhydrate und Eiweiße, werden vom Blut aufgenommen und in alle Teile des Körpers verteilt.

An den Dünndarm schließt der Dickdarm an. Seine Aufgabe ist es, dem Nahrungsbrei Wasser zu entziehen und ihn zu verdicken. Außerdem werden vom Dickdarm Mineralstoffe und Vitamine herausgelöst und zusammen mit dem Wasser in den Blutkreislauf eingeleitet. Anschließend wird der verdickte Kot ausgeschieden. Je mehr Ballaststoffe er enthält, desto reibungsloser geschieht die Verdauung.

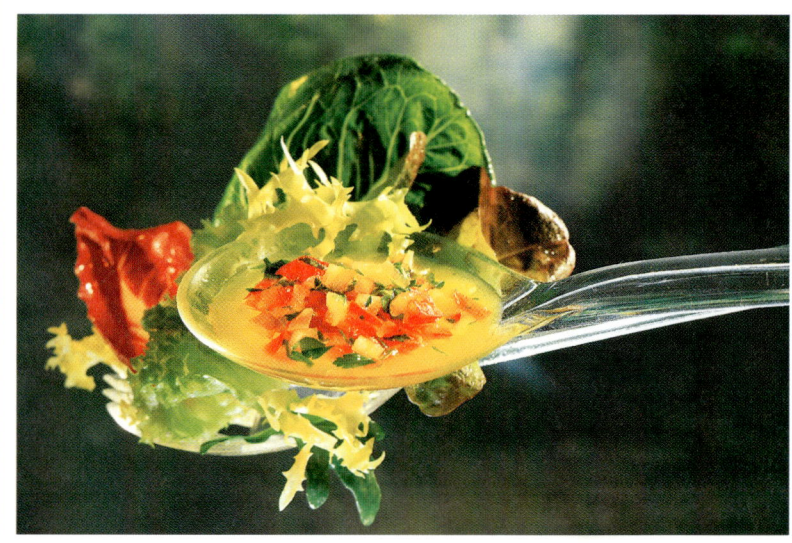

Eigenvergiftung durch schlechte Verdauung

Bei den meisten Menschen wird der Verdauungtrakt durch die zu geringe Aufnahme von Ballaststoffen und die gleichzeitige Zufuhr chemisch vorbehandelter sowie zu fetter Nahrung überfordert. Die Verdauung funktioniert dann nicht mehr richtig; schädliche Bakterien machen sich breit. Körpergifte können sich ansammeln, statt ausgeschieden zu werden. Mögliche Folgen der langsam fortschreitenden Eigenvergiftung des Organismus sind Hauterkrankungen, Leistungsminderung, unklare Kopfschmerzen, Abgeschlagenheit und entzündliche Gelenkleiden.

Vorsicht bei Abführmitteln!

Mehr als zwölf Millionen Deutsche leiden unter Verstopfung. Etwa jeder Zweite von ihnen versucht, das Problem mit Präparaten in den Griff zu bekommen. Doch pflanzliche Abführmittel sind nicht immer harmlos. So warnt das Deutsche Grüne Kreuz davor, dass diese Mittel Substanzen enthalten, die den Mineralstoffhaushalt des Organismus aus dem Gleichgewicht bringen können. Die möglichen Folgen sind: Herzrhythmusstörungen, Muskelschwäche und eine Verschlimmerung der Verstopfung.

So bringen Sie Ihre Verdauung in Schwung

- Ballaststoffe, z. B. in Vollkornprodukten oder Hülsenfrüchten, tragen wesentlich zu einer reibungslosen Verdauung bei. Fehlen sie, wird bei gleichzeitig zu fetter Ernährung der Vorgang der Nahrungsmittelverwertung beeinträchtigt. Schädliche Bakterien breiten sich aus; es kommt zu Blähungen oder Verstopfungen.
- Nehmen Sie Salat, Obst und Gemüse in Ihren täglichen Speiseplan auf. Diese enthalten reichlich Vitamine und Mineralstoffe, die im Dickdarm aus der Nahrung herausgelöst und zusammen mit darin vorhandenem Wasser in den Blutkreislauf eingeleitet werden.

Sogar der Cholesterinspiegel im Blut kann durch Ballaststoffe gesenkt werden. Sie binden im Darm freie Gallensäuren und bringen sie zur Ausscheidung. Da die Leber zur Herstellung der Gallensäuren Cholesterin benötigt, wird dieses vermehrt abgebaut. Wirksam sind vor allem Ballaststoffe in Bohnen, Hafer und Obst (Pektin).

- Ein müder Darm wird wieder munter, wenn den Mahlzeiten oder Getränken zwei bis drei Esslöffel Milchzucker beigemischt werden. Bei dessen Abbau im Darm entsteht Milchsäure, die dazu beiträgt, das natürliche, saure Darmmilieu zu erhalten. Schädliche Bakterien sowie Darmpilze werden verdrängt; die Vermehrung gesunder Bakterien wird hingegen gefördert.

- Ernährungsberater empfehlen, weniger Butter, Margarine, Öl und Süßigkeiten zu essen. Zwei bis drei Fleischgerichte pro Woche sind ausreichend. Mindestens ebenso oft sollte dafür Fisch auf den Tisch kommen.

- Erziehen Sie Ihren Darm zur Pünktlichkeit: Geregelte Mahlzeiten und der regelmäßige Gang zur Toilette sorgen dafür, dass sich der natürliche Entleerungsreflex einstellt und festigt.

- Nehmen Sie sich Zeit und Ruhe für die Mahlzeiten. Kauen Sie gut und gründlich: Das regt den Speichelfluss an. Er enthält wichtige Enzyme, die die Verdauung unterstützen.

- Täglich 15 Minuten Verdauungsspaziergang helfen dem Darm ebenso wie gezielte gymnastische Übungen. Verzichten Sie auf zu viel Bequemlichkeit, und erledigen Sie möglichst viele Besorgungen zu Fuß.

- Pfefferminz- und Löwenzahnwurzeltee regen die Gallenfunktion und damit auch die Verdauung an. Mit Kümmel gewürzte Speisen werden bekömmlicher und belasten den Darm nicht so sehr.

Studien ergaben, dass eine fett- und fleischreiche, ballaststoffarme Kost das Risiko für Dickdarmkrebs erhöht. Mitverantwortlich ist dabei wahrscheinlich auch der geringe Gehalt an schützenden antioxidativen Substanzen (Vitamine C, E und Beta-Karotin) einer solchen Ernährung.

Vorsicht bei Kleie

Der Verzehr von Kleie galt bislang als gutes Naturmittel, einen Reizdarm (Colon irritabile) zu beruhigen. Dieser äußert sich durch Symptome wie Blähungen, Verstopfung oder Durchfall, krampfartige Bauchschmerzen, Völlegefühl und Übelkeit. Ärzte der Universität Manchester untersuchten in einer groß angelegten Studie die Wirkung von Kleie bei Patienten mit Reizdarm. Dabei stellten sie fest, dass nur zehn Prozent aller Betroffenen nach dem Verzehr von Kleie eine Besserung verspürten, 55 Prozent hingegen eine wesentliche Verschlechterung. Positiv wirkte sich Kleie fast immer nur dann aus, wenn die Patienten gleichzeitig auch viel Flüssigkeit zu sich nahmen.

Entgiftung über die Lunge

Mit etwa 12 bis 15 Atemzügen pro Minute strömen über den Tag verteilt rund 13 000 Liter Luft durch unsere Lunge. Sie fließen von Mund oder Nase aus durch die Luftröhre und werden in der Lunge über ein Geäst von Bronchien verteilt. Durch knapp 400 Millionen Lungenbläschen, jedes durchschnittlich einen Viertelmillimeter groß, tritt der Sauerstoff in das Blut über. Im Körper wird der Sauerstoff dann von mehr als 20 Billionen roter Blutkörperchen gebunden und über den Blutkreislauf bis in jede einzelne Zelle transportiert.

Die Lunge – ein optimaler Luftfilter

Durch die Lungenbläschen gelangt bei der Verbrennung im Organismus entstehendes und im Blut gelöstes Kohlendioxid in die Bronchien und wird beim Ausatmen aus dem Körper befördert. Schon das ist ein Teil der Entgiftungsaufgabe der Lunge.

Eine weitere Entgiftungsfunktion übernehmen eine dünne Schleimschicht und Millionen winziger Flimmerhärchen in Luftröhre und Bronchien. Sie fangen alle mit der Luft eingeatmeten schädlichen Bestandteile wie Staubpartikel und Krankheitserreger ab. Festgehalten von einem klebrigen Feuchtigkeitsfilm, werden diese von der Flimmerbewegung der Härchen allmählich durch die Luftröhre nach oben gebürstet und mit dem Auswurf abgehustet oder durch die Speiseröhre geschluckt und anschließend von der scharfen Magensäure vernichtet.

Blutreiniger Lunge

Auch im Blut vorhandene Giftstoffe, z.B. bei der Nahrungsverbrennung zurückbleibende Substanzen, können über die Lunge ausgeschieden werden, wenn es für sie keinen anderen Weg aus dem Körper, wie etwa Leber oder Nieren, gibt. Normalerweise sind die Lungenbläschen so gebaut, dass nur gasförmige Stoffe ausgetauscht werden. Nimmt aber

Die Lunge – ein riesiger Luftfilter: Würde man die Lungenbläschen entfalten und nebeneinander legen, ergäben sie zusammen eine Fläche von über 70 Quadratmetern.

Fisch – Rundumschutz für die Lunge? Japaner haben die gesündesten Lungen. Der Grund dafür könnten ihre häufigen Fischmahlzeiten sein. Eine Studie an der Universität von Minnesota/USA ergab: Wer mindestens viermal in der Woche Fisch verzehrt, senkt das Risiko, an Bronchitis zu erkranken, um 66 Prozent. Lungenblähungen (Emphyseme) treten nur halb so häufig auf wie bei Personen, die selten Fisch essen. Man vermutet, dass dies auf entzündungshemmende Substanzen im Fischöl zurückzuführen ist.

Rauchen werdende Mütter während der Schwangerschaft, besteht u. a. für das Baby ein erhöhtes Risiko, mit einer eingeschränkten Lungenfunktion zur Welt zu kommen. Das stellten Wissenschaftler der Harvard Universität in Boston bei der Untersuchung von 9 000 Kindern fest. Kinder von Raucherinnen haben selbst im Alter von zwölf Jahren noch eine um fünf Prozent eingeschränkte Lungenfunktion.

die Giftstoffkonzentration im Blut überhand, und reizen diese Substanzen über einen längeren Zeitraum die Wände der Lungenbläschen, kommt es dort zu einer Reihe winziger Verletzungen. Als Folge davon entstehen kleinste Veränderungen der Lungenbläschenwände. Diese Entzündungsherde machen die Wände allmählich porös, so dass sie ab einem bestimmten Stadium nicht nur für gasförmige Stoffe durchlässig sind, sondern auch für feste Giftmoleküle. Sie treten auf diese Weise in die Bronchien über und werden dort mit dem Feuchtigkeitsfilm der Flimmerhärchen nach oben befördert – durchschnittlich 10 bis 15 Zentimeter pro Stunde.

So helfen Sie der Lunge bei der Arbeit

- Sorgen Sie für freie Atmung. Ist die Luftzirkulation in der Lunge behindert, wird auch die Ausatmung von Giftstoffen verzögert. Versuchen Sie, möglichst oft eine aufrechte Körperhaltung einzunehmen, und tragen Sie keine beengende, Luft abschnürende Kleidung.
- Achten Sie auf ausreichend hohe Luftfeuchtigkeit in Wohnräumen. Trockene Luft lässt auch die Schleimschicht in Luftröhre und Bronchien austrocknen. Dadurch wird sie weniger klebrig und bindet schädliche Teilchen schlechter. Außerdem nimmt ihre Zähigkeit zu, was wiederum die Bürstbewegungen der Flimmerhärchen lähmt.
- Verzichten Sie weitgehend auf Mundatmung. Durch die Nase wird die Luft bereits von den Nasenhärchen gefiltert und gereinigt. Für den Körper giftige Stoffe, wie etwa Rußpartikel, dringen erst gar nicht ein.
- Verhindern Sie nicht das Abhusten von Schleim. Spucken Sie den Auswurf aus. Auswurf am Morgen in Form zähen Schleims ist kein Anzeichen von Krankheit, sondern beweist, dass die Lungenentgiftung funktioniert.
- Für Raucher gilt: Schränken Sie Ihren Tageskonsum ein; ideal wäre ein Maximum von drei Zigaretten täglich. Vielleicht ergibt sich daraus ein Anreiz, gleich ganz mit dem Rauchen aufzuhören?

Entgiftung über die Haut

Die Haut ist das größte Organ des menschlichen Körpers. Ist sie gesund, schützt sie den Organismus vor Eindringlingen von außen – wie etwa Viren, Bakterien und negativen Umwelteinflüssen. Sie reguliert den inneren Flüssigkeits- und Mineralstoffhaushalt, indem sie Schweiß nach außen ausscheidet. Außerdem kontrolliert sie die Körpertemperatur durch Zu- oder Abnahme der Durchblutung.

Dreifacher Schutz nach außen

Die Haut besteht aus drei Schichten: der Oberhaut, der Lederhaut und der Unterhaut. Die Oberhaut bildet die äußerste Schutzschicht des Körpers und besteht aus einer Vielzahl von Hornzellen, die etwa alle drei Wochen erneuert werden. Die darunter liegende Lederhaut enthält Blutgefäße und Nervenenden, die in Bindegewebe eingebettet sind. In dieser Schicht befinden sich auch die Haarwurzeln und die Hautdrüsen. Die Unterhaut schließlich besteht aus Bindegewebe und vielen Fettzellen. Sie ist das Polster, das die gesamte Haut weich und geschmeidig macht.

Die Haut – Schutzschild gegen Gifte

300 000 Talgdrüsen, die sich über den Körper verteilt an den Haarwurzeln befinden, sondern einen Wasser-Fett-Film (Hydrolipidfilm) ab: den Talg. Dieser fließt über den Haarbalg an die Hautoberfläche und verteilt sich dort. Umweltgifte können erst gar nicht in den Körper gelangen, sondern gleiten an diesem Hautfilm ab. Die Talgdrüsen übernehmen damit sozusagen eine vorbeugende Entgiftung. Sie haben aber auch eine direkte Entgiftungsfunktion: Über sie werden Gifte aus dem Körperinneren, z. B. Quecksilber, Brom, Jod und Arzneimittelrückstände, ausgeschieden. Sind die Kanäle der Talgdrüsen, die nach außen führen, verstopft, ist auch die Körperentgiftung der Haut blockiert.

Die Haut – ein riesiger Schutzschild gegen Gifte: Rein rechnerisch ergibt sich für einen 1,70 Meter großen Menschen eine Hautfläche von bis zu 1,8 Quadratmetern!

So schwitzt der Körper die Gifte aus

Die Schweißdrüsen, von denen etwa zwei Millionen über die ganze Haut verteilt sind, filtern ähnlich wie die Nieren Harnstoff und Harnsäure aus dem Blut, das sie vermischt mit Wasser und Kochsalz abgeben. Würden Substanzen wie Harnsäure und -stoff nicht ständig aus dem Organismus entfernt werden, käme es allmählich zu einer lebensbedrohlichen Selbstvergiftung. Im Normalfall geben die Schweißdrüsen täglich zwischen einem halben und einem Liter Flüssigkeit ab, in Extremfällen – bei starker körperlicher Anstrengung, hohen Außentemperaturen oder Krankheiten mit Fieber – können es auch mehr als vier Liter sein.

Die Haut wird auch oft als dritte Niere bezeichnet, da sie über Atmung, Ausdünstung und Schweiß aktiv Giftstoffe ausscheiden kann. Hauterkrankungen, z. B. Ausschläge, sind oft Anzeichen eines gestörten Stoffwechsels und daher mit äußerlich angewendeten Salben meist nicht dauerhaft zu heilen.

Die richtige Pflege – das A und O einer gesunden Haut

Der von den Talgdrüsen produzierte Wasser-Fett-Film ist gleichzeitig der Säuremantel der Haut, der sie vor Angriffen von außen durch krankmachende Keime oder alkalische Chemikalien schützt. Sein pH-Wert (Säurewert) liegt bei Frauen durchschnittlich um 5,5 und bei Männern um 5,0. Wird dieser Säuremantel beschädigt, z. B. durch allzu intensive Hautreinigung, wird die Haut ausgetrocknet. Sie erscheint rauh und schuppig, ist übermäßig anfällig für Entzündungen. Das Gleiche kann aber auch umgekehrt bei allzu nachlässiger Hautreinigung passieren. Um die Haut gesund und ihre Entgiftungsfunktionen zu erhalten, ist es deshalb wichtig, die Pflege ihren Bedürfnissen anzupassen.

● Alkalische Bestandteile normaler Seifen können bei intensiver Anwendung den Wasser-Fett-Film der Haut auflösen. Außerdem können sie die wichtigen Drüsenkanäle verstopfen, so dass sich ein Sekretstau bildet, der sich später durch Mitesser und Pickel äußert. Dem kann durch Benutzung einer fetthaltigen Arzt- oder Babyseife vorgebeugt werden.

● Hautschonend sind auch synthetische Seifen, so genannte Syndets (Synthetic Detergents). Sie verändern – wenn überhaupt – den pH-

Wert der Haut nur minimal und sorgen so dafür, dass der Säuremantel nicht beeinträchtigt wird.

● Empfindliche Haut sollte nach einer Seifenreinigung mit einer Creme eingefettet werden, die möglichst wenig parfümiert ist.

● Vorsicht: Spülmittel können Ausschläge verursachen. Ärzte der Hautklinik der Universität Innsbruck raten, beim Geschirrspülen immer Gummihandschuhe zu tragen. In einer Untersuchung haben sie festgestellt, dass schon ein Teelöffel Spülmittel auf zehn Liter Wasser die Haut stark reizen kann.

● Baden und Duschen tut Leib und Seele gut – aber bitte nicht zu heiß! Um eine optimale Wirkung zu erzielen, sollte die Temperatur des Dusch- oder Badewassers 36 °C nicht überschreiten. Wärmeres Wasser greift den Schutzmantel der Haut an.

Dem Badewasser zugesetzte Pflanzenessenzen (ätherische Öle) können – da sie im Hautfett leicht löslich sind – die Haut durchdringen und in den Blutkreislauf übergehen. Daraus erklärt sich die beruhigende bzw. anregende Wirkung bestimmter Essenzen wie z. B. Lavendel oder Rosmarin.

Ölbäder – eine Wohltat für die Haut

● Angegriffene Haut regeneriert sich mit medizinischen Ölbädern. Sie enthalten meistens pflanzliche Öle, z. B. Soja-, Mandel- oder Erdnussöl, deren Zusammensetzung dem natürlichen Hautfett sehr nahe kommt. Teilweise befinden sich in Ölbädern auch Zusätze mineralischer Öle wie etwa Paraffinöl. Ins Badewasser gegeben, sorgen sie für eine gleichmäßige Fettung.

Beim Baden verbinden sich die im Wasser »schwebenden« Öle als winzige Tröpfchen mit der Haut und stellen den natürlichen Fettmantel wieder her. Der Hautfettgehalt ist direkt nach dem Bad 40-mal und nach fünf Stunden noch fünfmal höher als davor. Selbst nach zwei Tagen ist die Wirkung eines medizinischen Ölbades noch nachweisbar.

● Wer lieber duscht, kann sich zum Abschluss des Duschbades auch mit einem Ölbad einreiben. Kurz einwirken lassen, dann abspülen. Um den Fettfilm nicht wieder zu zerstören, sollte man nach dem Baden oder Duschen heftiges Trockenrubbeln vermeiden. Besser ist es, sich lediglich mit einem weichen Frotteehandtuch kurz abzutupfen.

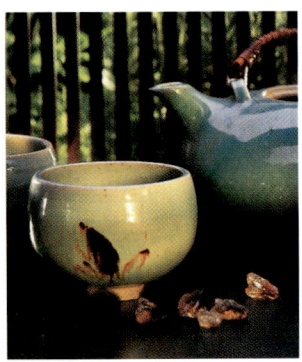

Kräutertees gehören nicht nur in die Hausapotheke. Zwei bis drei Liter Flüssigkeit sollten Sie pro Tag trinken. Viele aromatische Kräuter- und Früchtetees helfen Ihnen dabei.

Mit Hilfe von so genannten Leberfunktionsproben lässt sich der Schweregrad von akuten und chronischen Lebererkrankungen feststellen. Da Leberfunktionsstörungen oft mit Störungen des Eiweißstoffwechsels einhergehen, wird z. B. das Verhältnis der verschiedenen Eiweißfraktionen im Blutserum überprüft.

Die körpereigene Entgiftung stärken

Regulierung der Leberwerte

Milliarden von Leberzellen filtern pro Minute rund einen Liter Blut nach verwertbaren Bestandteilen und Schadstoffen durch. Außerdem produzieren sie pro Tag etwa einen halben Liter bitterer Gallenflüssigkeit. Ohne sie wären viele fetthaltige Speisen für den Organismus nicht zu verdauen. Die Gallenflüssigkeit zerlegt die mit der Nahrung aufgenommenen Fette in mikroskopisch kleine Tröpfchen, die in dieser Form abgebaut und verwertet werden können.

Ist die Leber fit, laufen auch alle ihre Funktionen, darunter in erster Linie die Körperentgiftung, auf Hochtouren. Ist sie jedoch überarbeitet, sollte sie so schnell wie möglich wieder in Schwung gebracht werden – am besten mit sanften Mitteln aus der Kräuterapotheke.

Artischocken

Artischockenherzen schmecken nicht nur gut, sie sind auch gesund. Denn das in Artischocken enthaltene Zynarin kräftigt die Leber und schützt sie vor schädlichen Einflüssen. Noch wirkungsvoller als Artischocke pur ist Tee aus Artischockenblättern, die normalerweise bei der Zubereitung weggeschnitten werden und ungenutzt im Kompost landen. Für einen Leberregenerationstee einen gestrichenen Teelöffel getrocknete Artischockenblätter mit einer kleinen Tasse heißem Wasser überbrühen, fünf Minuten ziehen lassen, abseihen. Jeweils vor den Mahlzeiten trinken.

Ringelblume

Ringelblumensalbe zur Behandlung von Wunden ist weithin bekannt. Nur wenige aber wissen, dass Ringelblumentee die Bildung von Gallenflüssigkeit in der Leber anregt. Zwei Teelöffel getrocknete Ringelblumenblüten mit einem viertel Liter Wasser übergießen, zehn Minuten ziehen lassen, abseihen. Über den Tag verteilt drei Tassen lauwarm trinken.

Wegwarte

Wegwarte regt die Bildung von Gallenflüssigkeit an und hilft der Leber, sich bei Funktionsstörungen zu regenerieren. Die frischen Blätter können als Salat gegessen werden. Tee aus getrockneten Wurzeln und Blättern entfaltet seine größte Wirkung, wenn eine Tasse zu den Mahlzeiten getrunken wird. Einen knappen Teelöffel mit einer Tasse kaltem Wasser übergießen, allmählich zum Sieden bringen, abseihen – fertig.

Wermut

Die Pflanze ist wegen ihres Bitterstoffes Absinthin nicht nur Basis zahlreicher Liköre, sondern als Tee auch hervorragend geeignet zur Anregung der Leberfunktion und Beseitigung von Leberstörungen. Einen Teelöffel getrocknete Blätter mit einem viertel Liter kochendem Wasser überbrühen, vier Minuten ziehen lassen, abseihen und täglich zwei Tassen davon trinken. Von größeren Mengen Wermuttee sollte man absehen, da sein ätherisches Öl die Substanz Thujon enthält, die in hohen Dosen giftig wirkt. Aus diesem Grund ist dieser Tee auch nicht für Schwangere geeignet, da er Fehlgeburten auslösen kann.

Wermut ist das Kardinalheilmittel bei Verdauungsschwäche. Es regt die Sekretion aller an der Verdauung beteiligten Drüsen an und wirkt besonders auf Stauungen im Leber- und Gallenblasenbereich. Vorsicht vor Überdosierung!

Ein Blümchen für die Leber

Es trägt seinen Namen zurecht. Seit Generationen wird das Leberblümchen in der Volksmedizin zur Anregung der Lebertätigkeit eingesetzt. Allerdings darf nur das getrocknete Kraut verwendet werden, da frische Pflanzenteile schwere Magenbeschwerden verursachen können. Eineinhalb Esslöffel davon mit einem viertel Liter kaltem Wasser übergießen und zehn Stunden stehen lassen. Dann abseihen und über den Tag verteilt leicht angewärmt trinken.

Regeneration für die Nieren

Die Nieren verfügen über ein enormes Sicherheitspolster: Selbst wenn mehr als 80 Prozent aller Nierenzellen schwer geschädigt sind, können die restlichen immer noch eine vollständige Entgiftung aufrechterhalten. So weit sollte man es allerdings gar nicht erst kommen lassen. Neben einer ausreichenden Flüssigkeitszufuhr von mindestens zwei Litern täglich gibt es auch zahlreiche Mittel aus der Naturapotheke, die die Nieren wieder auf Vordermann bringen.

Bohnen

Gesund für die Nieren sind in erster Linie die Bohnenschalen, die die harntreibende Substanz Arginin enthalten. Sie werden getrocknet und als Tee zubereitet. Drei Teelöffel getrocknete Bohnenschalen mit kaltem Wasser übergießen, langsam zum Kochen bringen, vier Minuten sieden lassen, abseihen. Dreimal täglich zwischen den Mahlzeiten eine Tasse trinken.

Goldrute

Saponine und Polyphenole machen die Goldrute zu einem hochwirksamen Mittel zur Anregung der Harnbildung und Durchspülung der Nieren. Einen Esslöffel getrocknete Sprossspitzen mit heißem Wasser übergießen, zehn Minuten ziehen lassen, abseihen. Zwei bis drei Tassen über den Tag verteilt trinken. Bitte beachten Sie: Liegt bereits eine Einschränkung der Nierenfunktion oder ein chronisches Nierenleiden vor, sollte man diese Anwendung nur nach Rücksprache mit dem Arzt durchführen oder ganz davon absehen.

Hauhechel

Schon die alten Griechen und Römer verwendeten Hauhechel zur Anregung der Nierentätigkeit. Für den Tee einen Esslöffel getrocknete Wurzelstücke mit einem viertel Liter kochendem Wasser übergießen, unmittelbar danach von der Herdplatte nehmen und bei Zimmertemperatur eine halbe Stunde stehen lassen. Dann abseihen und zwei bis drei Tassen über den Tag verteilt trinken. Auf keinen Fall sollte der Tee nach dem

Die Nieren sind für die Entgiftung des Körpers mindestens ebenso notwendig wie die Leber. Heilmittel für die Nieren wirken im allgemeinen diuretisch, d. h. sie regen die Harnausscheidung an. Manche von ihnen, wie z. B. die Goldrute, haben zusätzlich eine desinfizierende und entzündungshemmende Wirkung im Bereich der Nieren, der Blase und der Harnwege.

Vorsicht bei Bohnen: Frische, ungekochte Pflanzenteile enthalten Substanzen, die schwerste Vergiftungen verursachen können.

Übergießen weiter erhitzt werden, da sonst die für die Nieren wichtigen, äußerst flüchtigen Substanzen im ätherischen Öl der Pflanze verdampfen. Vorsicht: Nicht bei eingeschränkter Nierenfunktion anwenden!

Labkraut

In der Volksmedizin wird Labkraut seit Generationen gegen Nierenleiden und zur Anregung der Harnbildung eingesetzt. Einen Esslöffel getrocknete Sprossspitzen mit einem viertel Liter kaltem Wasser übergießen, zum Kochen bringen, zwei Minuten sieden lassen und nach dem Abkühlen abseihen. Zwei Tassen täglich trinken.

Spargel

Spargel ist nicht nur ein Gaumenschmaus, sondern auch ein hervorragendes Mittel zur Unterstützung der Nieren und Beseitigung von Nierenschwäche. Gute Ergebnisse werden mit einer Spargeldiät erzielt, die allerdings nicht länger als zehn Tage dauern sollte. Getrockneter Spargel eignet sich zur Teezubereitung. Drei gestrichene Teelöffel mit einem viertel Liter kaltem Wasser übergießen, erhitzen und abseihen, sobald es zu kochen beginnt. Drei Tassen täglich zwischen den Mahlzeiten trinken.

Wegen seiner harntreibenden Wirkung ist Spargeltee auch ein hervorragendes Mittel gegen rheumatische Erkrankungen und Gicht.

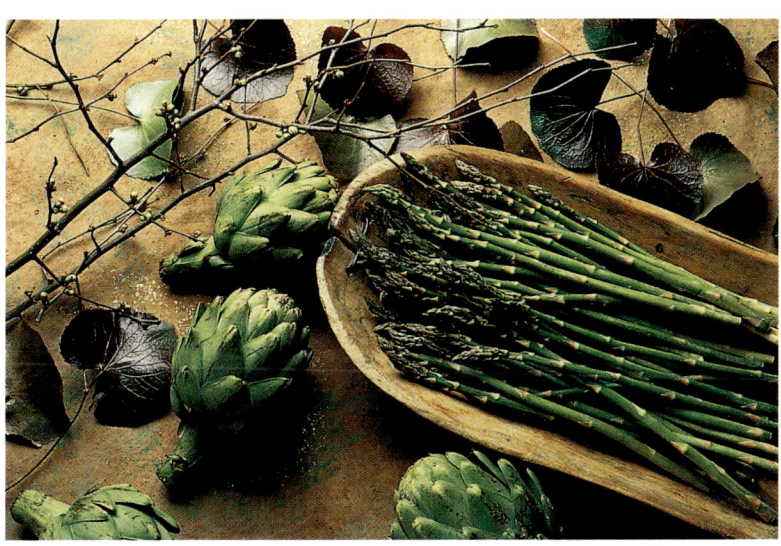

Bei einer Entgiftungskur im Frühjahr sollten Sie auf Spargel nicht verzichten. Bereits Mitte April können Sie den ersten Spargel auf dem Markt kaufen. Spargel lässt sich schnell und einfach zubereiten und ist am nächsten Tag auch kalt als kleine Zwischenmahlzeit ein Genuss.

Den Darm sanieren

Basis jeder Körperentgiftung ist das einwandfreie Funktionieren von Verdauung und Darm. Giftstoffe werden mit Verdauungsresten über den Darm aus dem Körper ausgeschieden. Es gibt sehr wirkungsvolle Kuren zur Darmsanierung, die über einen Zeitraum von drei bis vier Wochen, häufig sogar unter ärztlicher Aufsicht, durchgeführt werden. Doch die meisten Menschen sind berufstätig oder haben aus anderen Gründen nicht die notwendige Zeit, sich solange zurückzuziehen und diese sehr gründliche Form der Darmsanierung vorzunehmen. Deshalb stellen wir Ihnen hier eine etwas gemäßigtere Version vor, die Sie bequem und schnell zu Hause durchführen können und die ebenfalls äußerst effektiv ist.

Natriumsulfat (Glaubersalz) und Magnesiumsulfat (Bittersalz) gehören zu den salinischen Abführmitteln (Laxanzien). Sie wirken, indem sie die Darmbewegungen anregen und so eine Entleerung beschleunigen. Auch hier gilt: Laxanzien nur im Rahmen von Entgiftungskuren und auf keinen Fall über einen längeren Zeitraum anwenden!

Darmentgiftungskur im Schnellverfahren

● Beginnen Sie die Kur am besten an einem verlängerten Wochenende, da es während der ersten Tage zu häufigem Stuhlgang kommen kann. Optimal wäre es, wenn Sie sich den Freitag und Montag freihalten könnten.

● Geben Sie einen guten Teelöffel Bitter- oder Glaubersalz (aus der Apotheke) auf mindestens einen viertel Liter lauwarmes Wasser, und trinken Sie die Lösung am Morgen ohne zusätzliches Frühstück. Eine ähnliche Wirkung hat auch die F. X.-Passage-Lösung (Dosierung nach Gebrauchsanweisung). Schon kurz darauf wird sich der Drang zur Entleerung einstellen. Die Salzlösung reinigt im gesamten Darmbereich den Darm und seine Wände von Verkrustungen, die zum Teil schon Jahre alt sind.

● Richten Sie es sich für diesen Tag so ein, dass Sie zu Hause bleiben können, da sich die Entleerung wiederholen wird. Legen Sie sich jedoch nicht ins Bett, sondern bewegen Sie sich in der Wohnung.

● In der Anfangsphase der Kur sollten Sie nur leichte und möglichst flüssige Kost zu sich nehmen, z. B. Gemüsebrühe. Als Getränk eignet sich am besten Kräutertee.

- Wiederholen Sie diese Anwendung die nächsten beiden Tage, und beginnen Sie am vierten Tag, Ihren Speiseplan langsam mit leicht verdaulicher fester Nahrung zu erweitern – etwa Haferschleimsuppe, gekochten Kartoffeln, nicht blähendem Gemüse, Blattsalaten und Bananen.

Zur Unterstützung der Kur – Darmspülung

Unterstützend zur Darmreinigung von »oben« kann eine Darmreinigung von »unten« vorgenommen werden. Zugegebenermaßen nicht sehr angenehm, dafür aber umso wirkungsvoller! Füllen Sie dazu einen Klistierballon (aus der Apotheke) mit einem halben Liter lauwarmem Wasser, fetten Sie den Einlaufschlauch gut ein, z. B. mit Vaseline, und knien Sie sich auf allen Vieren auf den Boden. Führen Sie nun den Einlaufschlauch in den After ein, und pumpen Sie das Wasser in den Darm. Sobald der erste Drang zur Entleerung kommt, sollten Sie ihm nachgeben. Wiederholen Sie zum besseren Reinigungserfolg das Ganze anschließend. Wenn Sie möchten, können Sie zur Darmberuhigung dem Wasser auch einige Tropfen Kamillenextrakt beimengen.

Diese Darmspülung können Sie unterstützend zur Darmsanierung mit Glauber- oder Bittersalz an den ersten drei Tagen der Kur zweimal täglich vornehmen.

Fenchel, Kümmel und Anis gehören zu den die Kohlenhydratverdauung unterstützenden Pflanzen. Sie wirken Gärungsprozessen im Darm entgegen und verhindern Blähungen. Man kann sie als Tee wie auch als Gewürz verwenden.

Vorsichtsmaßnahmen für eine Darmkur zu Hause

Eine Darmsanierung wie hier beschrieben sollte nur von vollkommen gesunden Personen vorgenommen werden. Menschen, die sich gerade in ärztlicher Behandlung befinden oder wegen eines Leidens ständig Medikamente einnehmen müssen, sollten zuvor ihren Arzt befragen.

Glauber- oder Bittersalz sowie Darmspülungen sind keine Mittel zur Behandlung von Verstopfungen. Ihre Anwendung sollte ausschließlich auf Entgiftungs- oder Fastenkuren beschränkt bleiben.

So bekommt die Lunge wieder Luft

Auswurffördernde Inhalationen

Umweltgifte werden mit der Luft eingeatmet und sammeln sich dann in der Lunge an. Auch Körpergifte gelangen aus dem Organismus über die Lungenbläschen in den Lungenschleim. Dieser wird mit der Eigenbewegung der Flimmerhärchen nach oben befördert und dann als Auswurf abgehustet. Manchmal ist der Schleim aber auch so zäh, dass es den Flimmerhärchen nur schwer gelingt, ihn weiterzutransportieren. Dann sind Inhalationen hilfreich, um den Schleim zu verflüssigen und damit das Aushusten der Gifte zu unterstützen. Sie können den Effekt von Gesichtsdampfbädern noch steigern, indem Sie ätherische Kräuteröle zugeben. Ihr Duft ist nicht nur heilsame Medizin für die Lunge, sondern auch eine Wohltat für die Sinne.

> **Auch Raucher, die ihrem Laster ein Ende gesetzt haben, können mit Kräuterinhalationen dazu beitragen, die Giftbelastung ihrer Lunge rascher abzubauen.**

So inhalieren Sie richtig

- Ein Gesichtsdampfbad sollte niemals länger als 10 bis 15 Minuten dauern.
- Am effektivsten wirken Inhalationen, wenn Sie täglich zweimal angewendet werden.
- Der aufsteigende Wasserdampf darf nicht zu heiß sein, da sonst Schleimhäute, Stimmbänder und Luftröhre verbrüht werden können. Ideal ist eine Temperatur knapp unter 50 °C.
- Zum Inhalieren einen Topf mit Wasser zum Kochen bringen und dann beiseite stellen. Ist das Wasser ausreichend abgekühlt, die Pflanzenessenz dazugeben. Das Gesicht über die aufsteigenden Dämpfe halten und tief aus- und einatmen.
- Ärzte raten davon ab, beim Inhalieren Topf und Kopf mit einem Tuch abzudecken. Der starke Hitzestau darunter kann – besonders bei älteren Leuten und Kindern – zu erheblichen Kreislaufbeschwerden führen.
- Wird ein vorgefertigter Inhalator aus Kunststoff verwendet, beim Einatmen Mund und Nase an das Mundstück halten. Beim Ausatmen das Gesicht von ihm abwenden.

Kleines Inhalationskräuterlexikon

Eukalyptus
Eukalyptus liefert viel Cineol – ein besonders wirksames Öl, das eine Verflüssigung des Lungenschleims beschleunigt.

Huflattich
Die heilende Wirkung der Polyphenole, Pflanzenschleime und Gerbstoffe in den Blättern des Huflattich wird schon seit langem in der Naturheilkunde bei Erkrankungen der Atemwege eingesetzt. Sie beruhigen und lösen gleichzeitig hartnäckige Verschleimungen.

Latschenkiefer
Pinen und andere Terpene im ätherischen Öl der Latschenkiefer unterstützen die Schleimlösung in der Lunge. Es sollte allerdings nicht von Patienten mit Keuchhusten oder Bronchialasthma angewendet werden, da unter Umständen die Neigung zu Atemwegskrämpfen verstärkt wird.

Pfefferminze
Das ätherische Öl der Pfefferminze enthält bis zu 60 Prozent Menthol, das in den Bronchien eine schleimlösende Wirkung entfaltet. Die so genannte Mentha arvensis (japanische Minze) hat sogar einen noch höheren Mentholgehalt (75 Prozent). Dieses wertvolle Minzöl ist als Japanisches Heilpflanzenöl im Handel erhältlich.

Thymian
50 Prozent des ätherischen Öls des Thymiankrauts bestehen aus dem Wirkstoff Thymol; im Rest sind Borneol, Cymol, Carvacrol und Pinen enthalten – allesamt bewährte Substanzen, die auf die Bronchien entkrampfend und schleimlösend wirken.

Majoran
Seine ätherischen Öle Terpineol, Camphen und Borneol wirken sehr stark auswurffördernd.

Thymian wird seit frühester Zeit zur Therapie verwendet. Er ist besonders bei Bronchitis ein sehr effektives Mittel. Nicht umsonst ist er ein Hauptbestandteil vieler Hustensäfte.

Fehler bei der Atmung

Bei der Ausscheidung von Körpergiften durch die Lunge ist eine gut funktionierende Bauchatmung wichtig. Sie ist für mehr als 60 Prozent des Luftaustausches in der Lunge verantwortlich. Ist die Atmung unvollständig, füllt sich – bei der so genannten Brustatmung – die Lunge nur im oberen und bis höchstens zum Beginn des mittleren Teils mit frischer Luft. So wird auch nur ein kleiner Teil der verbrauchten, mit Schadstoffen angereicherten Luft ausgeatmet; der größere, untere Teil verbleibt in der Lunge.

Übertreiben Sie es während der Atemübung nicht mit dem Ein- und Ausatmen. Atmen Sie nur so oft, wie Sie ein Verlangen dazu verspüren. Wird Ihnen dabei schwindlig, ist die Atemfrequenz zu hoch. Dann sollten Sie sie verlangsamen.

Atmen aus dem Bauch

Die meisten Menschen haben im Laufe der Zeit die richtige Bauchatmung verlernt und machen den Fehler, beim Einatmen den Bauch einzuziehen. Im Idealfall verläuft die Atembewegung folgendermaßen: Durch die Kontraktion des Zwerchfells bei der Einatmung wird ein Druck nach unten auf die Baucheingeweide ausgeübt, so dass sich die Bauchwand nach außen wölbt. Die Muskeln zwischen den einzelnen Rippen haben ihrerseits die Aufgabe, den Brustkorb nach vorne und zu den Seiten hin zu erweitern.

Gesundes Atmen mit der richtigen Technik

Machen Sie es sich in Rückenlage auf dem Bett oder Sofa bequem. Legen Sie beide Hände schräg links und rechts des Nabels auf den Bauch. Atmen Sie jetzt – am besten durch die Nase – wie gewohnt, und fühlen Sie dabei, ob sich Ihr Bauch bewegt. Wölbt er sich gut spürbar nach außen, ist Ihre Bauchatmung völlig in Ordnung. Bewegt er sich jedoch kaum, gar nicht, oder wird er sogar eingezogen, muss die richtige Bauchatmung trainiert werden. Das gelingt, indem Sie ganz bewusst versuchen, beim Einatmen die Bauchauswölbung zu steuern. Anfangs ist das vielleicht etwas ungewohnt, doch Übung macht den Meister! Trainieren Sie morgens und abends jeweils etwa fünf Minuten. Allmählich nimmt Ihr Körper automatisch die richtige Atemtechnik an.

Hautprobleme natürlich lösen

Die Haut ist unser größter Schutzschild gegen Gifte von außen. Doch nur eine gesunde Haut kann ihrer Aufgabe vollständig nachkommen. Deshalb sollten Hautirritationen so schnell wie möglich behoben werden – am besten mit sanften Mitteln aus der Hausapotheke.

Ringelblume

Eine Maske mit Ringelblumen regeneriert trockene Haut. Zwei gehäufte Teelöffel getrocknete Ringelblumen zusammen mit einer Messerspitze Kurkumawurzel in eine Tasse geben und mit heißem Wasser auffüllen. Abkühlen lassen, bis der Sud handwarm ist, und dann mit so viel weißem Ton vermengen, dass sich eine zähe Masse bildet. Noch einen Schuss Olivenöl dazugeben, dann als Maske auf die Haut streichen. Eine Viertelstunde einwirken lassen, anschließend mit warmem Wasser abspülen.

Zitrone

Werden Pickel mehrmals täglich mit frischem Zitronensaft – möglichst von unbehandelten Zitronen – betupft, verschwinden sie ganz schnell.

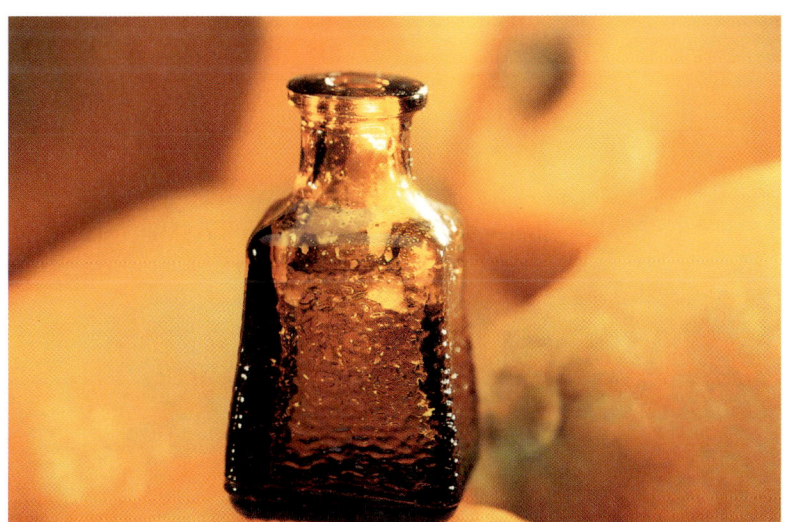

Wenn die Talgdrüsen der Haut verstopft sind, funktioniert auch die Entgiftung über die Haut nicht mehr. Dann können Hautleiden von Pickeln über Furunkeln bis hin zu Akne und nässenden Ekzemen entstehen.

Viele Kosmetika enthalten chemische Zusätze, die neue Hautirritationen hervorrufen können. Wenn Sie Ihre Pflegeprodukte selbst herstellen, kennen Sie die Inhaltsstoffe und können auch allergische Reaktionen berücksichtigen. Auf jeden Fall sollten Sie so weit wie möglich natürliche Produkte ohne Konservierungsmittel verwenden.

Entgiftung durch richtige Ernährung

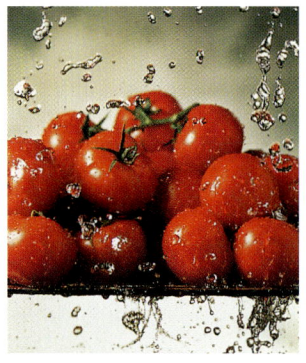

Schöne Haut, glänzendes und fülliges Haar entstehen zuerst im Darm. Dort wird das wichtige Vitamin Biotin durch Bakterien produziert. Wir können Biotin auch durch die Nahrung, z. B. mit Tomaten, Sojabohnen oder Kleie, aufnehmen.

Die in naturbelassenen pflanzlichen Nahrungsmitteln reichlich enthaltenen Ballaststoffe sind Balsam für den Darm. Sie liefern zwar für den Organismus selbst keine Energie, dienen aber dem Wachstum nützlicher Darmbakterien und verdrängen schädliche Fäulnisbakterien.

Körpergifte sammeln sich in erster Linie durch Ernährungssünden wie fette, üppige und deshalb schwer verdauliche Kost an. Versuchen Sie daher, Ihre Ernährung umzustellen. Grundsätzlich gilt: Essen Sie immer nur so viel, dass Sie danach angenehm satt sind und sich nicht zum Bersten voll fühlen. Sorgen Sie außerdem für einen abwechslungsreichen Speiseplan mit reichlich saisonalem Obst und Gemüse aus heimischem Anbau. Importierte Produkte haben nämlich den Nachteil, dass auf langen Transportwegen zahlreiche wertvolle Nährstoffe verloren gehen. Auf dem täglichen Speiseplan sollten frischer Salat, eine große Portion Gemüse und zweimal Obst stehen.

Ballaststoffe – Garanten für eine gesunde Verdauung

Besonders wichtig ist eine Ernährung mit vielen Ballaststoffen, denn diese tragen wesentlich zu einer reibungslosen Verdauung bei. Fehlen sie, wird der Vorgang der Nahrungsmittelverwertung beeinträchtigt. Unter Ballaststoffen versteht man Pflanzenfasern, die vom Körper nicht verdaut werden können und die er deshalb beinahe unverändert wieder ausscheidet. Sie regen die Darmmuskulatur an, fördern auf diese Weise die Verdauung und beschleunigen die Ausscheidung.

Täglich sollten mindestens 30 Gramm Ballaststoffe verzehrt werden. Diesen Bedarf können Sie decken, indem Sie z.B. in Ihr Tagesmenü morgens ein Vollkornbrötchen, mittags rund 200 Gramm Kartoffeln, Vollkornreis oder Vollkornnudeln und abends zwei Scheiben Vollkornbrot aufnehmen. Ballaststoffe kommen außerdem reichlich in ungeschälten Hülsenfrüchten, in Weizenkleie und Leinsamen vor.

Weitere wichtige Ernährungsbausteine

- Eiweiße, die während der Verdauung zu Aminosäuren zerlegt werden. Aus ihnen bildet der Organismus anschließend lebenswichtige Enzyme und Hormone oder neue Eiweißverbindungen, die zum Aufbau der Körpersubstanz, z. B. der Muskeln, benutzt werden.
- Kohlenhydrate und Fette, die verbrannt werden und damit wichtige Energielieferanten sind. Der Anteil von Fett sollte allerdings weniger als 30 Prozent der gesamten Kalorienmenge ausmachen.
- Vitamine und Mineralstoffe, die für zahlreiche Stoffwechselvorgänge und die Bildung anderer notwendiger Substanzen unbedingt erforderlich sind.

Der tägliche Entgiftungsspeiseplan

Manche Nahrungsmittel spielen bei der Entgiftung eine besonders große Rolle und sollten deshalb auf Ihrem täglichen Einkaufszettel auf keinen Fall fehlen.

Chicorée

Chicorée bindet im Darm giftige Schwermetalle wie Blei, Quecksilber und Kadmium. Dadurch werden sie ausgeschieden, ehe sie vom Organismus aufgenommen werden und dort ihre schädliche Wirkung entfalten können. Am besten ist der Verzehr von rohem Chicorée in Form von Salat.

Joghurt

Joghurt enthält natürliches Prostaglandin E. Diese hormonähnliche Substanz, die auch im Körper auf natürliche Weise in verschiedenen Variationen vorkommt, schützt die Magenwände vor Giftstoffen, die mit Alkohol oder über Tabakrauch aufgenommen wurden.
Täglich einen handelsüblichen Becher Joghurt – und die Gifte haben keine Chance!

Wann immer es geht, ist Rohkost gekochten Speisen vorzuziehen, also z. B. Rotkohlsalat statt Rotkohlgemüse oder Karotten roh statt gekocht. Während des Kochens gehen teilweise Vitamine unter dem Einfluss der Hitze verloren, und Mineralstoffe werden vom Kochwasser herausgelöst. Aus diesem Grund sollte bei der Gemüsezubereitung das Kochwasser nicht weggegossen, sondern als Sud für Suppen weiterverwendet werden.

Häufig befindet sich der größte Vitamin- und Mineralstoffanteil in den Schalen von Gemüse oder Früchten. Deshalb können Sie beim Kochen ruhig einmal versuchen, Gemüse nur zu waschen, nicht aber zu schälen, sofern es sich dabei um ungespritzte Ware handelt. So sind z. B. in der Schale gekochte Kartoffeln wertvoller als geschälte.

Linsen und Mangold

Linsen und Mangold bieten eine hervorragende Grundlage zum Aufbau von Knochen- und Zahnsubstanz. Das in ihnen reichlich vorhandene Kalzium ist außerdem ein natürlicher Gegner der Schwermetalle Blei und Kadmium. Der häufige Verzehr der beiden Gemüse verhindert die Ablagerung dieser Gifte im Organismus.

Rote Bete

Bei Amalgamvergiftungen (Quecksilber) oder nach häufigem Gebrauch von Medikamenten gegen Sodbrennen (Aluminium in Antacida) können sich schädliche Metalle im Gehirn sammeln. Rote Bete enthält Substanzen, die Ablagerungen dieser giftigen Stoffe abbauen.

Karotten und Kürbisse

Kürbisse und Karotten sind besonders reich an Beta-Karotin, der zur Entschärfung der gefährlichen freien Radikale so wichtigen Vitaminvorstufe.

Rotkohl

Rotkohl verfügt über besonders viel Selen. Dieses Spurenelement regt nicht nur die Entgiftungsfunktion der Leber an und schützt vor den schädlichen Auswirkungen freier Radikale, es geht auch Verbindungen mit im Körper vorhandenen Schwermetallen wie Blei, Kadmium oder Quecksilber ein und fördert deren Ausscheidung.

Die Zubereitung macht's

Machen Sie Rohkostsalate stets mit einem Schuss hochwertigem Öl, z. B. kaltgeschlagenem (nativem) Oliven-, Distel-, Soja- oder Walnussöl an. Diese Öle enthalten für den menschlichen Organismus lebensnotwendige ungesättigte (essenzielle) Fettsäuren. Diese kann er nicht selbst herstellen, sondern muss sie von außen zugeführt bekommen. Ein Erwachsener benötigt täglich rund zehn Gramm davon, die bereits in drei Teelöffeln Distel- oder Walnussöl enthalten sind. Mehrfach unge-

Lauch gehört zu den stark entgiftenden Lebensmitteln. Er hat durch seinen hohen Zinkgehalt eine ähnliche Wirkung wie Mangold. Das Spurenelement Zink verhindert die Einlagerung von Schwermetallen im Gewebe.

sättigte Fettsäuren sind maßgeblich an der Produktion hormonähnlicher Substanzen beteiligt, die auf natürliche Weise die Magenwände vor dem schädlichen Einfluss von Tabak- und Alkoholgiften schützen. Außerdem regulieren sie die Muskelfunktionen, den Blutdruck sowie die Blutgerinnung und stärken das Immunsystem.

Gesunde Ernährung im Büro

Wer berufstätig und angewiesen auf Kantinen- oder Gaststättenessen ist, tut sich oft schwer, einen gesunden Speiseplan zusammenzustellen. Zu viel, zu spät, zu schnell oder das Falsche essen – das sind die häufigsten Ernährungssünden am Arbeitsplatz. Dabei benötigt der Organismus über den ganzen Tag verteilt ein umfassendes Angebot an Vitaminen und Mineralstoffen. Und das nicht nur bei körperlich anstrengender Arbeit, sondern auch im Büro!

Tips für den besseren Arbeitsspeiseplan

● Fünf bis sechs kleine Mahlzeiten sind besser als drei große Hauptmahlzeiten.
● Kleinere Portionen entlasten den Verdauungstrakt und versorgen den Körper regelmäßig mit den nötigen Nährstoffen.
● Stellen Sie einen ausgewogenen Ernährungsfahrplan aus reichlich Salat, Gemüse und Obst zusammen, um Vitamine und Mineralstoffe zu tanken. Dazu gehören auch Milch und Milchprodukte zur Deckung des Kalziumbedarfs. Vollkornprodukte sorgen zudem für Eiweiß und Ballaststoffe.
● Zum Durstlöschen eignen sich am besten Mineralwasser, Gemüse- und Fruchtsäfte sowie Kräuter- und Früchtetees.
● Verzichten Sie auf zuckerhaltige Pausensnacks. Sie treiben den Blutzuckerspiegel zwar schnell in die Höhe, halten aber nicht lange satt. Für eine schnelle Mahlzeit zwischendurch sind ballaststoffreiche Müsliriegel mit Nüssen, Getreide und getrocknetem Obst eher geeignet.

Wenn Sie auf Fleisch nicht verzichten können oder wollen, sollten Sie sich lieber mittags ein ausgiebiges Gericht gönnen als abends. Die Lebertätigkeit unterliegt einem Tagesrhythmus: Nachmittags um 15 Uhr ist die für die Fettverdauung wichtige Gallensekretion der Leber am höchsten.

Zeitplan für einen gesunden Arbeitstag

- Verlassen Sie die Wohnung nicht, ohne etwas im Magen zu haben. Starten Sie fit in den Tag mit einem reichlichen Frühstück aus vollwertigen Lebensmitteln.
- Legen Sie nach Möglichkeit gegen 11.00 Uhr eine Pause mit einer leichten Zwischenmahlzeit ein, um die Zeit bis zum Mittagessen zu überbrücken. Dieses sollte dann ungefähr um 13.00 Uhr eingenommen werden.
- Am Nachmittag, nach 15.00 Uhr, sollte mit frischem Obst und Milchprodukten der Bedarf an Mineralstoffen und Vitaminen gedeckt werden.
- Das Abendessen ist zwischen 18.00 und 19.00 Uhr am verträglichsten. Vorausgesetzt, es ist nicht allzu üppig.

Das Anti-Stress-Frühstück

Besonders wichtig ist es, bereits bei der Zusammenstellung des Frühstücks auf eine Ausgewogenheit von Vitaminen und Mineralstoffen zu achten, da dadurch der Organismus schon von Tagesbeginn an gleichmäßig mit Energie versorgt wird. Einem Absacken in physische oder psychische Tiefs, in denen Körper und Seele auf Stress besonders sensibel reagieren, wird damit vorgebeugt.

Apfel-Kefir-Frühstück

■ Zutaten: *1 Apfel*
1/2 Zitrone
3 EL Haferflocken
1 TL Honig
1/2 Becher Kefir
1/2 Orange

Zubereitung: Apfel mit einer groben Raffel in einen Teller reiben und mit dem ausgepressten Zitronensaft beträufeln. Haferflocken und Honig darüber geben und mit Kefir übergießen. Alles verrühren und mit Orangenscheiben garnieren.

Verzichten Sie am späten Abend auf fett- und eiweißreiche Speisen. Wenn Sie nachts noch der große Hunger überkommt, essen Sie besser kohlenhydrathaltige Lebensmittel wie Obst, Salat oder beispielsweise eine Scheibe Vollkornbrot mit Honig.

Quark-Haselnuss-Sanddorn-Frühstück

- Zutaten: *150 g Magerquark*
  50 ccm Wasser
  1 EL Magermilchpulver
  1 TL Haselnussmus
  1 EL Sanddornvollfrucht
  1 TL Honig
  Zitronensaft
  1 TL Siesa

Zubereitung: Quark mit Wasser, Magermilchpulver, Haselnussmus, Sanddorn, Honig und Zitronensaft glatt rühren. Zuletzt Siesa darüber streuen.

Haferflocken-Weinbeeren-Joghurt-Frühstück

- Zutaten: *1 EL Weinbeeren*
  1 EL Haselnüsse
  6 EL Joghurt
  1 EL Honig
  1 Eigelb
  4 EL Haferflocken

Zubereitung: Weinbeeren und Haselnüsse vermengen. Joghurt, Honig und Eigelb verrühren. Alles über die Haferflocken geben.

Bananen-Hirse-Milch-Frühstück

- Zutaten: *100 g Bananen*
  4 EL Hirseflocken
  10 g Fruchtzucker
  1 EL Zitronensaft
  100 g Vollmilch
  1 Prise Vollmeersalz

Zubereitung: Bananen in dünne Scheiben schneiden. Mit den Hirseflocken, dem Fruchtzucker und dem Zitronensaft vermengen. Zuletzt die Vollmilch dazugeben und das Müsli mit 1 Prise Salz abschmecken.

Auch wenn ein Stück Kuchen oder ein Sandwich sehr schnell auf das Kantinentablett gepackt sind, wenn einen am Nachmittag der große Pausensnackhunger überfällt: Fettreiche Nahrungsmittel sollten möglichst reduziert werden. Auch an versteckte Fette in Gebäck, Wurstwaren und Käse ist zu denken.

Kuren aus der Küche

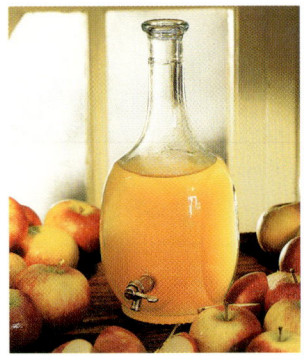

Zur konzentrierten Entgiftung des Organismus ist es empfehlenswert, in größeren Zeitabständen regelmäßig eine Kur durchzuführen. Die hier vorgestellten Entgiftungsmöglichkeiten können aber auch in kleineren Dosierungen zwischendurch abwechselnd vorgenommen werden. So bringt es schon einen Erfolg, wenn einmal in der Woche ein Entgiftungs-tag eingelegt wird. Etwa die eine Woche einen Fastentag, die nächste einen Rohkosttag, dann einen Safttag, einen Molketag, einen Kräutertee-tag und so weiter.

Ergänzend zum normalen Speiseplan können u. a. folgende in diesem Buch auf den Seiten 59 bis 71 beschriebenen Entgiftungsmittel täglich eingenommen werden: Kräutertees, Honig, Brottrunk, Knoblauchtrop-fen, Apfelessig, schwarze Melasse und Weizengrassaft. Es empfiehlt sich, mit der Kur monatlich abzuwechseln, wobei Vorlieben und Geschmack bei der Auswahl durchaus eine Rolle spielen dürfen.

Heil- und Teilfasten

Heilfasten hat erst in zweiter Linie etwas mit der Figur zu tun. Denn hauptsächlich soll diese Art von Diät gesund machen: Sie entgiftet, ent-schlackt und stärkt die Abwehrkräfte. Dass dabei gleichzeitig auch über-schüssige Pfunde schmelzen, ist nur ein – zugegebenermaßen angeneh-mer – Nebeneffekt.

Die Tradition des Fastens geht bis in die Antike zurück. Ursprünglich stand hinter dem Fasten der Gedanke, sowohl den Körper als auch den Geist von ungewollten Altlasten zu befreien. Regelmäßig zogen sich Gelehrte und Priester einmal im Jahr für einige Wochen in die Einsam-keit zurück, um bei Wasser und einem Minimum an Nahrungsmitteln zu sich zu finden. Diese positive Wirkung des Fastens auf die Psyche kann sich auch der moderne Mensch zunutze machen.

Mit Teilfasten auf die Kur einstimmen

Das hier beschriebene Heilfasten wird auch als Vollfasten bezeichnet, da keinerlei feste, sondern ausschließlich flüssige Lebensmittel aufgenommen werden dürfen. Beim Teilfasten hingegen ist auch der Verzehr fester pflanzlicher Nahrungsmittel – etwa Obst, Gemüse wie Pellkartoffeln, gekochter Reis oder kurz angegarte Karotten sowie Salate und Keimlinge – erlaubt. Wer noch nie eine Vollfastenkur hinter sich gebracht hat, sollte sich vor der strengen Beschränkung auf flüssige Nahrung erst einige Tage mit Teilfasten auf sie einstimmen und sich dann langsam steigern.

Beachten Sie: Eine Heilfastenkur zu Hause sollte nie abrupt von einem Tag auf den anderen begonnen werden. Es ist ratsam, eine Woche zuvor mit der Vorbereitung zu beginnen.

So fasten Sie richtig

Ähnlich dem Fasten in alten Zeiten verläuft das Heilfasten heute; allerdings braucht man sich dafür nicht mehr unbedingt zurückzuziehen. Es gibt Kuren von ein paar Tagen für zu Hause bis hin zu zwei- bis dreiwöchigem Fasten unter ärztlicher Aufsicht oder in einer Spezialklinik.

Fit für die Fastenkur zu Hause

- Essen Sie nur noch, wenn Sie wirklich Hunger haben. Feste Speisezeiten sollten nicht mehr eingehalten werden.
- Auf den Frühstückstisch gehören keine Brötchen oder andere Weißmehlprodukte und kein Kaffee, stattdessen nur Saft und Kräutertee.
- Achten Sie darauf, Nahrungsmittel langsam und ausgiebig zu kauen. Sobald sich ein Sättigungsgefühl einstellt, sollten Sie mit dem Essen aufhören, selbst wenn etwas übrig bleibt.
- Der Genuss von Nikotin, Kaffee, Alkohol und Süßigkeiten sollte allmählich zurückgeschraubt werden. Während des Heilfastens muss dann ganz darauf verzichtet werden.
- Wenn Sie regelmäßig Medikamente einnehmen, sollten Sie mit Ihrem Arzt besprechen, ob sie für die Dauer der Fastenzeit abgesetzt werden können.

Für die häusliche Kur eignet sich am besten eine Fastendauer von fünf bis sieben Tagen. Während dieser Zeit wird überhaupt keine feste Nahrung aufgenommen. Dafür sind mindestens drei Liter Wasser, Tee oder Obstsaft (wegen der wichtigen Zufuhr frischer Vitamine und Mineralstoffe) täglich ein Muss. Wer mag, kann den täglichen Nährstoffbedarf auch mit ein paar Tassen heißer Gemüsebrühe decken.

Durch Heilfasten können Sie Ihren Organismus regenerieren. Für die Zellerneuerung ist es auch wichtig, dass Sie nach dem Fasten eine gesunde, vollwertige Kost zu sich nehmen und Ihren Körper so langsam wieder aufbauen.

Rezept Gemüsesuppe

■ Zutaten: *3 große Kartoffeln (reich an Vitamin C)*
2 Stangen Lauch (viel Zink)
200 g Karotten (Beta-Karotin)
1/4 Sellerieknolle (regt die Darmbewegungen und damit eine schnellere Verdauung an)
2 TL Gemüsesuppenpulver
1 TL Hühnersuppenpulver
Kümmel (verdauungsfördernd)
Salz

Zubereitung: Das Gemüse waschen, die Kartoffeln schälen, alles klein schneiden und mit 1 Liter Wasser in einen Topf geben. Zur Geschmacksverbesserung 2 gehäufte Teelöffel Pulver für klare Gemüsesuppe und 1 gestrichenen Teelöffel Hühnersuppenpulver zugeben. Mit Kümmel würzen und mit etwas Salz abschmecken. Kurz aufkochen und 15 bis 20 Minuten ziehen lassen.

So reagiert der Körper auf das Fasten

Naturheilkundler bezeichnen das Heilfasten als »unblutige Operation«. Der Grund: Sobald keine Nahrung mehr aufgenommen wird, greift der Organismus die Fettreserven an. Nach zwei bis drei Tagen sind die Vorräte in Leber und Muskeln aufgebraucht; dann geht es an die Fettpolster. In ihnen gespeicherte Gifte werden während der Kur freigesetzt. Sie werden zusammen mit Schlacken, alten, kranken und nicht mehr voll funktionsfähigen Zellen und Gewebeteilen verbrannt oder abgebaut und ausgeschieden. Der gesamte Organismus wird entrümpelt. Gesunde Zellen werden von unnötigem Ballast befreit, die Zellatmung kommt in Schwung, das Immunsystem auf Trab. Krankheiten werden gelindert oder heilen ab.

Da gleichzeitig der Stoffwechsel auf Sparflamme läuft, frieren Fastende häufig. Kalte Füße und Hände sind ein Zeichen dafür, dass der Körper richtig reagiert. Zur Vermeidung von Unterkühlung sollten Sie während der Fastenzeit warme Socken anziehen, sich viel bewegen und zwischendurch öfter mal heiß duschen.

Positive Nebenwirkungen des Heilfastens

Neben der Entgiftung und der allgemeinen Stabilisierung der Abwehrkräfte erreicht man mit Heilfasten auch gute Erfolge bei verschiedenen Beschwerden und Erkrankungen.

Hautkrankheiten, besonders chronische Ekzeme wie Schuppenflechte, können mit Fasten in der Regel positiv beeinflusst oder sogar geheilt werden.

Herz–Kreislauf–Probleme
Während des Fastens sinken Cholesterinspiegel und Blutdruck. Verkrampfte Herzkranzgefäße werden entspannt und Durchblutungsstörungen beseitigt.

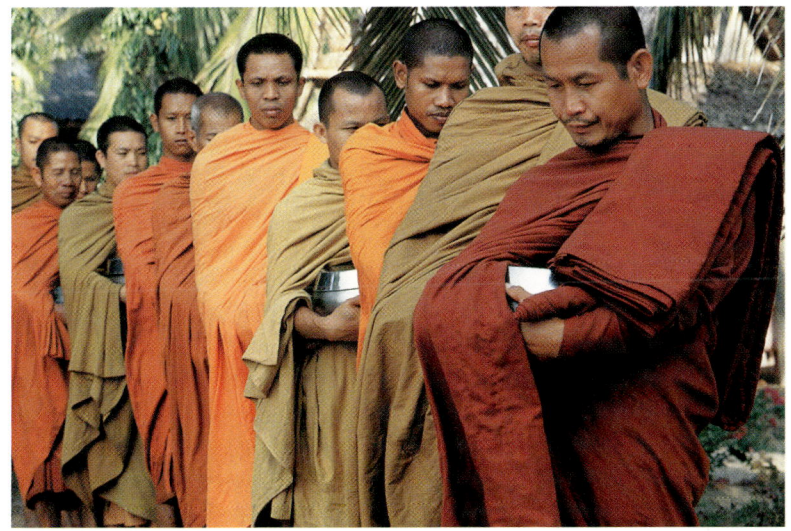

Für viele Gläubige gehören Fastentage zur Religion. Es soll durch Enthaltsamkeit eine Entlastung und Umstimmung des Stoffwechsels herbeigeführt werden. Aber auch Menschen, die nicht religiös motiviert fasten, berichten von einem verbesserten Körpergefühl, innerer Ruhe und insgesamt größerer Gelassenheit.

Die vorübergehende Appetitlosigkeit, von der viele Krankheiten begleitet werden, ist ein natürlicher Schutz des Organismus, um sich nicht noch zusätzlich zu belasten. Besonders Kinder haben sich hier meist noch einen natürlichen Instinkt bewahrt.

Infektionen
Selbst Kurzfasten von zwei bis drei Tagen kann helfen, Infektionen zu heilen, da die Abwehrkräfte verstärkt mobilisiert werden.

Kopfschmerzen, Migräne
Die Beschwerden werden wesentlich gelindert und treten nach dem Fasten nicht mehr so häufig auf.

Leber- und Gallenblasenleiden
Beginnende Leberzirrhose, Leberentzündung und Leberschwellung können durch Heilfasten geheilt werden; eine Fettleber regeneriert sich durch den Fettabbau während der Kur. Die Gallenblasenfunktion wird gestärkt, und die Gallengänge werden gereinigt.

Rheumatische Beschwerden
Chronische Entzündungen in den Gelenken werden durch eine Fastenkur günstig beeinflusst; die Beschwerden klingen zum großen Teil ab oder verschwinden ganz.

Stoffwechselstörungen
Durch den Abbau von Übergewicht wird der Stoffwechsel entlastet, was zur Linderung von Beschwerden bei Gicht und Diabetes führt. Zuckerkranke sollten vor einer Fastenkur aber unbedingt ihren Arzt befragen.

Bei Steinleiden, besonders bei Nierensteinen, sollten Sie vor einer Fastenkur unbedingt Ihren Arzt befragen. Ein durch Fasten in Bewegung geratener Nierenstein kann erhebliche Probleme verursachen!

Urogenitalerkrankungen
Während einer Fastenkur können Nieren- und Blasenentzündungen vollständig abheilen; manchmal zerfallen sogar Nieren- oder Blasensteine zu Grieß und werden ausgeschieden. Myome an der Gebärmutter, gutartige Muskelgeschwülste, werden zurückgebildet.

Verdauungsstörungen
Durch das Fasten wird der Darm entlastet. Er kann sich regenerieren und nach der Kur wieder besser arbeiten.

Venenleiden

Regelmäßiges Heilfasten hilft, Stauungen in den Venen aufzulösen. Die Blutzirkulation wird beschleunigt, und Krampfadern bilden sich zurück.

Fasten – nicht für jedermann geeignet

Grundsätzlich eignet sich das Heilfasten für jeden, der nicht gerade eine schwere Krankheit oder eine Operation hinter sich hat. Dann ist der Körper noch zu geschwächt. Es gibt aber noch einige andere Einschränkungen für eine Fastenkur, die Sie beachten sollten (siehe unten).

Der regelmäßige Rohkosttag

Ein Rohkosttag pro Woche gibt dem Organismus Gelegenheit, sich von angesammelten Schlacken und Giftstoffen zu befreien. Der vollständige Verzicht auf tierische Fette entlastet die Verdauung und alle mit der Kör-

Bei bestehender Gicht, oder wenn ihr Arzt überhöhte Harnsäurewerte festgestellt hat, sollten Sie nicht fasten, sondern zuerst versuchen mit eiweißarmer Ernährung die Harnsäure zu reduzieren. Beim Fasten kommt es nämlich zu einer so genannten Hungerazidose (Übersäuerung), und die Harnsäure kristallisiert im sauren Milieu leichter aus. Dies kann bei gefährdeten Personen einen Anfall mit Gelenkschäden auslösen.

Wann Sie nicht fasten sollten

- Bei Erkrankungen wie Krebs, Tuberkulose oder einer Über- oder Unterfunktion der Schilddrüse ist von einer Fastenkur abzuraten.
- Wer an chronischen Entzündungen oder Geschwüren im Magen-Darm-Bereich erkrankt ist, sollte auf keinen Fall durch Fasten entgiften.
- Fasten eignet sich nicht für Personen im fortgeschrittenen Alter, besonders dann nicht, wenn eine starke Altersschwäche oder Abmagerungserscheinungen vorliegen.
- Umstritten ist das Heilfasten auch bei Pilzkrankheiten. Manche Ärzte sind der Meinung, dass dem Pilz damit die Lebensgrundlage entzogen wird. Andere befürchten hingegen, dass seine Ausbreitung beim Fasten noch schneller erfolgt.
- Bei Gicht und Steinleiden kann Fasten schädliche Auswirkungen haben. Sprechen Sie mit Ihrem Arzt!

perentsorgung befassten Organe. Selbstverständlich meint Rohkost nicht nur Gemüse, sondern auch alle Arten von Obst und Salaten.

Worauf Sie bei der Rohkostauswahl achten sollten

Achten Sie bei der Auswahl von Früchten und Gemüse möglichst darauf, dass es sich um heimische Produkte handelt. Denn ein langer Transportweg aus Importländern lässt die wertvollen Nährstoffe drastisch schwinden – selbst wenn die Ware noch so frisch aussieht.

Am besten wäre es natürlich, wenn die Früchte und das Gemüse aus biologischem Landbau stammten. Bei herkömmlichen Anbaumethoden werden sie – teilweise sogar extrem – gedüngt und nehmen dabei Schadstoffe auf. Pestizide sorgen für eine zusätzliche gehörige Prise Gift. Gerade an einem Rohkosttag, wo ja nichts anderes verzehrt wird, kann es dann sogar zu einer besonders hohen Schadstoffbelastung des Körpers kommen. Obst und Gemüse aus kontrollierten und ökologisch einwandfreien Kulturen für den Rohkosttag kauft man deshalb am besten im Bioladen, direkt beim Bioerzeuger oder im Reformhaus.

Gemüse als Rohkost

Viele Gemüse eignen sich nicht nur gekocht zum Verzehr. Im Gegenteil: Werden sie roh gegessen, sind die meisten Vitamine und Mineralstoffe noch in ihnen enthalten. Für eine Rohkostkur eignen sich besonders gut: Kohlarten wie Weiß- und Rotkohl, Chicorée, Fenchel, Gurken, Karotten, Paprika, Spinat, Radieschen und Rettiche, Rote Bete, Tomaten und Zwiebeln.

Entgiftende Substanzen in der Rohkost

Beim rohen Verzehr von Obst und Gemüse kommen die Nährstoffe, die in ihnen enthalten sind, voll zur Geltung. Eine kleine Warenkunde soll Ihnen helfen, die richtige Rohkost für Ihren Fastentag zusammenzustellen.

Gemüse und Früchte bilden zusammen mit Getreide die Basis der täglichen gesunden Ernährung. Im Gegensatz zum Getreide büßt jedoch Gemüse einen großen Teil seines biologischen Wertes ein, wenn man es erhitzt. Durch milchsaure Gärung wie z.B. im Sauerkraut und Miso (aus Sojabohnen) kann man jedoch den Gehalt an bestimmten Vitaminen (Vitamin C und B-Vitamine) sogar noch erhöhen.

So bleiben Nährstoffe erhalten

- Waschen Sie Obst und Gemüse stets unter fließendem, kaltem Wasser. Bei starker Verunreinigung und fester Schale sollten Sie es vorsichtig bürsten, jedoch grundsätzlich möglichst nicht schälen, da sich viele wertvolle Nährstoffe in oder unmittelbar unter der Schale befinden.
- Gut und lange gekaut ist halb verdaut: Schon im Speichel sind Enzyme enthalten, die einzelne Nährstoffbestandteile zerlegen und so auf den anschließenden Verdauungsvorgang in Magen und Darm vorbereiten.
- Bereiten Sie täglich mindestens zwei Rohkostarten als Salat zu, den Sie am besten mit Öl oder Joghurt anmachen. Dieses Dressing ist notwendig, damit im Verdauungstrakt die fettlöslichen Vitamine A, D, E und K aufgenommen werden können. Hochwertige Öle sind: kaltgepresstes (natives) Oliven-, Distel-, Soja- und Walnussöl.

Äpfel

Pektine binden ähnlich wie Aktivkohle im Darm Giftstoffe und sorgen für eine rasche Ausscheidung. Außerdem senken Pektine den Cholesterinspiegel.

Ananas

Das darin enthaltene Bromelin unterstützt während des Verdauungsvorgangs die Zersetzung von Eiweißstoffen.

Kohl

Methylmethioninsulfoniumbromid, das ausschließlich in Kohlgemüse vorkommt, schützt Magen und Zwölffingerdarm.

Paprikaschoten

Das in den Schoten enthaltene Capsicain unterstützt die Verdauung und regt die Arbeit der Nebennierenrinde an, in der mehr als 30 verschiedene lebenswichtige Hormone gebildet werden.

Studien haben ergeben, dass der nur im Kohlgemüse vorkommende Eiweißstoff Methylmethioninsulfoniumbromid sogar beginnende Magengeschwüre ausheilen kann. Dieser Stoff ist sehr hitzeempfindlich. Im rohen Sauerkraut beispielsweise bleibt er jedoch erhalten. Es wird von den meisten Menschen auch besser vertragen als gekochter Kohl.

Rettich

Raphanol fördert die Verdauung, indem es die Dünndarmmuskulatur zu stärkeren Bewegungen anregt. Gleichzeitig werden dabei die Gallengänge gereinigt.

Spinat

Reichlich pflanzliches Sekretin bringt eine müde Bauchspeicheldrüse wieder auf Trab, indem es die Bildung von Verdauungssaft ankurbelt.

Tomaten

Der Saft reifer Tomaten enthält geringe Mengen Solanin, die Darmkrämpfe und Verstopfung beseitigen. In größeren Mengen ist künstlich zugeführtes Solanin giftig, doch diese Konzentration kann über den natürlichen Gehalt im Tomatensaft nicht erreicht werden.

Ergänzung durch Säfte

Beachten Sie: Nach der Lebensmittelverordnung dürfen auch Fruchtsäfte bis zu einem Zuckerzusatz von 15 Gramm pro Liter noch als ungezuckert bezeichnet werden. Bei so genannten gezuckerten Säften werden Konzentrationen von bis zu 200 Gramm pro Liter erreicht.

An Rohkosttagen ist es wichtig, zwei bis drei Liter Flüssigkeit zu sich zu nehmen. Dafür eignen sich natriumarme, stille Mineralwässer, Kräutertees oder auch »flüssige Rohkost« in Form von Obst- und Gemüsesäften. Diese sollten, ebenso wie die feste Rohkost, möglichst naturbelassen sein, d. h. frei von Zusätzen wie Zucker, Salz, anderen Würzmitteln und Konservierungsstoffen. Eine große Auswahl solcher Säfte finden Sie in Reformhäusern oder Naturkostläden und vermehrt auch in der Naturkostecke von Supermärkten.

Am wertvollsten ist der reine Presssaft, der unter der Bezeichnung »Muttersaft« im Handel ist. Die Herstellung ist vitaminschonend, und es werden dabei keine Zusätze verwendet. Ein weiterer Vorteil ist, dass Sie den sehr gehaltvollen Saft nach ihrem eigenen Geschmack mit Mineralwasser verdünnen und wenn nötig süßen können, z. B. mit Honig. Da diese Säfte nicht gerade billig sind, ist es vielleicht auf längere Sicht günstiger, sich einen Entsafter anzuschaffen und die Säfte zu Hause selbst zuzubereiten. Sie können dann auch zwischendurch immer wieder einmal anstelle des regelmäßigen Rohkosttages einen Safttag einlegen.

Trinkkur mit Kräutertee

Verschiedene Kräuter besitzen die Eigenschaft, den Körper allmählich zu entgiften, wenn sie kurmäßig über einen längeren Zeitraum angewendet werden. Um einen möglichst guten Erfolg zu erzielen, sollte die hier vorgestellte Kur für mindestens vier, besser noch für sechs Wochen täglich durchgeführt werden.

Teemischung für die Entgiftungskur

Besorgen Sie sich die Zutaten in einem Kräuterladen oder in der Apotheke. Dabei ist es ratsam, die Kräuter einzeln, nicht als Mischung zu kaufen, da sie nicht alle die gleiche Zubereitungszeit und -art benötigen. Stellen Sie die Kräuter für eine kurmäßige Entgiftung wie folgt zusammen:

- 50 Gramm Löwenzahnwurzel
- 100 Gramm Schachtelhalm (ist auch als Zinnkraut bekannt)
- 100 Gramm Brennnesselblätter
- 100 Gramm Ringelblumenblüten
- 100 Gramm Schlüsselblumenblüten

Tip: Gerade Heilkräuter sollten möglichst frisch verwendet werden. Kaufen Sie diese Tees also nie auf Vorrat, sondern nur für die Dauer der Kur.

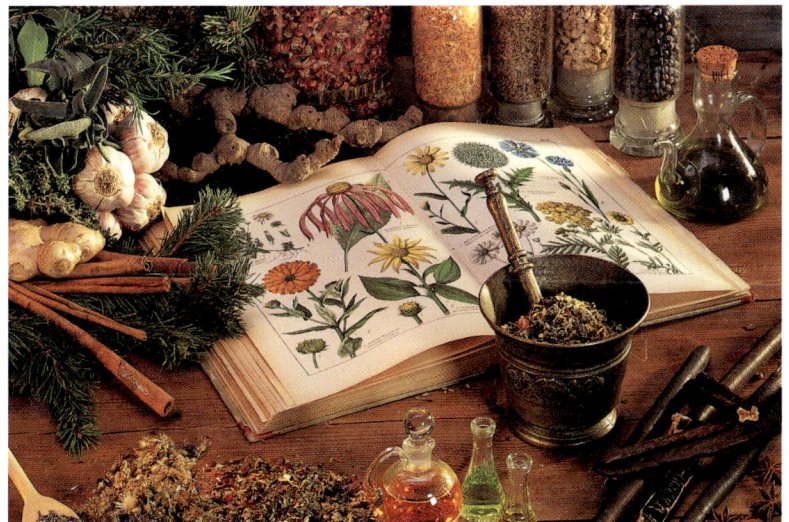

Sie bekommen die meisten Kräuter und Gewürze aus biologischem Anbau auch in gut sortierten Naturkostläden. Kaufen Sie immer nur kleine Mengen, die Sie in den nächsten Wochen benötigen, und lagern Sie die Tees im Dunkeln, trocken und kühl.

So gelingt der Kräutertee

● Geben Sie als Erstes einen knappen Esslöffel Löwenzahnwurzeln in einen halben Liter kaltes Wasser. Bringen Sie das Ganze bei kleiner Hitze allmählich zum Kochen, und lassen Sie es fünf Minuten sieden. Nehmen Sie dann den Tee von der Herdplatte.

● Als Nächstes geben Sie in einen zweiten, größeren Topf einen Esslöffel Schachtelhalm zu eineinhalb Liter kaltem Wasser, das Sie ebenfalls allmählich bei kleiner Hitze zum Kochen bringen. Stellen Sie die Herdplatte dann so ein, dass der Tee die weitere Zeit nicht sprudelnd kocht, sondern nur siedet.

● Nach fünf Minuten Sieden geben Sie jeweils einen knappen Esslöffel Brennnesselblätter, Ringelblumen- und Schlüsselblumenblüten in das heiße Wasser.

● Nach weiteren fünf Minuten wird dann der anfangs zubereitete Löwenzahnwurzeltee dazugemischt.

● Lassen Sie die gesamte Teemischung noch einmal fünf Minuten sieden. Achten Sie darauf, die Hitzezufuhr gegebenenfalls etwas zu verstärken, wenn der Löwenzahnwurzeltee bereits zu stark abgekühlt ist, damit die ganze Teemischung bis zum Ende der Zubereitung am Sieden bleibt.

● Wichtig ist, dass vom ersten Aufkochen des Schachtelhalms bis zum Ende der Teezubereitung mindestens 15 Minuten vergangen sind. Eine längere Kochzeit schadet dabei nicht. Problematisch sind dagegen kürzere Zubereitungszeiten, da die wertvollen entgiftenden Substanzen im Schachtelhalm erst nach ungefähr 15 Minuten Sieden freigesetzt werden.

● Abschließend werden die Kräuter abgeseiht. Am besten ist es, wenn Sie den fertigen Tee in einer oder mehreren Thermoskannen aufbewahren.

● Trinken Sie über den Tag verteilt – vom Aufstehen bis zum Schlafengehen – immer wieder eine kleine Tasse dieses Entgiftungstrunks. Nehmen Sie den Tee schluckweise zu sich, und »kauen« Sie ihn vor dem Hinunterschlucken einige Sekunden im Mund.

Entgiftung mit Honig

Er gehört zu den natürlichen Feinden von Körpergiften: der Bienen-honig. Reichern Sie deshalb Ihre tägliche Ernährung mit Honig an, oder führen Sie eine kurmäßige Entgiftung mit Honig als Süßmittel durch. Gesundheitlich am wertvollsten ist Honig, wenn er ohne chemische oder andere Zusätze und kalt geschleudert ist.

Kostbarer Lohn der Arbeit der Bienen – Honig

Zwischen drei und fünf Millionen Blüten muss eine Biene anfliegen, um so viel Nektar zu sammeln, dass sie daraus ein Kilogramm Honig produzieren kann. Dabei legt sie eine Strecke zurück, mit der sie siebenmal die Erde umrunden könnte. Natürlich ist das nur eine Beispielrechnung. Eine einzelne Biene sammelt nicht Nektar für ein Kilogramm Honig; es sind Tausende Bienen. Und sie nehmen dabei nur das Wertvollste mit, das die Natur zu bieten hat – für die Gesundheit des Menschen wichtige Vitamine, Mineralstoffe, Spurenelemente, Enzyme, Aminosäuren, Säuren und Pollen.

Honig wird von den Bienen hergestellt, indem sie Blütennektar oder Honigtau sammeln und mit ihren körpereigenen Enzymen anreichern. Honigtau ist ein Zuckersaft, der entweder von den Pflanzen selbst oder von Blattläusen ausgeschieden wird. Zu dieser Art von Honig gehören alle Waldhonige.

Mit Honig die Entgiftungskur versüßen

- Verdauungsbeschwerden, die nicht durch eine Krankheit verursacht worden sind, verschwinden rasch, wenn täglich vor dem Schlafengehen ein Esslöffel Honig verzehrt wird. Wegen der schädlichen Auswirkungen des Zuckeranteils danach unbedingt die Zähne putzen!
- Ein knapper Esslöffel Honig vor den Mahlzeiten hilft, dass gleichzeitig aufgenommene Gifte im Organismus schneller unschädlich gemacht werden.
- Wem Honig pur zu süß ist, der kann auch vor den Mahlzeiten eine Tasse Kräutertee trinken, die mit einem knappen Esslöffel Honig gesüßt wurde. Achten Sie aber auf die Temperatur: Viele der wertvollen Inhaltsstoffe des Honigs verlieren bei mehr als 40 °C ihre Wirkung.

Wirkstoffe im Honig

Honig enthält lebenswichtige Nährstoffe in hoher Konzentration. Viele dieser Substanzen tragen zudem dazu bei, vor Giften zu schützen und den Abbau von Körpergiften zu fördern.

Aminosäuren

Die im Honig enthaltenen Aminosäuren sind Ausgangsstoffe für den Aufbau von Katalysatoren, ohne die einzelne Stoffwechselschritte nicht ablaufen könnten. Ein reibungsloser Stoffwechsel ist jedoch Grundlage einer funktionierenden Körperentgiftung.

Cholin

Honig liefert die Substanz Cholin, die der Körper selbst nicht herstellen kann. Deshalb müssen täglich zwischen zwei und drei Gramm von außen mit der Nahrung – am einfachsten mit Honig als Süßmittel – aufgenommen werden.

Cholin reguliert den Fettstoffwechsel der Leber und verhindert eine Verfettung dieses wichtigen Entgiftungsorgans.

Bei der Lagerung werden manche Honigsorten sehr schnell fest. Abhängig ist dieser natürliche Vorgang u. a. vom Gehalt an Glukose bzw. Fruktose und von der Temperatur. Wenn Sie flüssigen Honig bevorzugen, erwärmen Sie das Glas schonend im Wasserbad.

Kalium

Der Mineralstoff Kalium regt die Tätigkeit der Darmmuskulatur an. Ist zu wenig davon vorhanden, kommt die Darmbewegung – und mit ihr die Ausscheidung über die Verdauung – ins Stocken. Die Stickstoffverbindung Acetylcholin unterstützt ebenfalls die Aktivität der Darmmuskulatur.

Pollen

Verschiedene Pollen, die im Honig enthalten sind, fördern die Durchblutung der Dünndarmschleimhaut.

Bereits 20 Minuten, nachdem sie durch den Verdauungstrakt dorthin gelangt sind, bewirken sie die Freisetzung von Substanzen, die das Immunsystem der Darmwände kräftigen und sie vor dem Einfluss von Schadstoffen schützen.

Mit Knoblauch die Gifte vertreiben

Am Knoblauch scheiden sich die Geister: Für die einen ist er als Wurzel über Geruchsbelästigungen ein erbärmlicher Stinker. Die anderen schwören auf seine Heilkräfte und begeistern sich am scharfderben Geschmack. Der griechische Arzt Hippokrates schätzte die duftenden Zehen als Arznei gegen Verdauungsprobleme, Atemwegsbeschwerden und Infektionen. Dass er mit seinen Ansichten über die wertvollen Kräfte des Knoblauchs Recht hatte, ist heute wissenschaftlich erwiesen.

So wirkt Knoblauch auf den Körper

Bestimmte Substanzen im Knoblauch regen die Gallensaftproduktion sowie die allgemeine Verdauung an und sind damit maßgeblich an der Körperentgiftung beteiligt. Insbesondere das ätherische Öl Allizin trägt im Organismus dazu bei, freie Radikale unschädlich zu machen. Außerdem wirkt Knoblauch wie ein natürliches Antibiotikum und tötet Krankheitserreger ab – und zwar so wirksam, dass das in einer Zehe gespeicherte Allizin noch in 100 000facher Verdünnung Keime beseitigt. Um die Heilkräfte von Allizin aktivieren zu können, müssen die Knoblauchzehen jedoch geschnitten, gepresst oder gekaut werden; dadurch werden die Wände der Knoblauchzellen zerstört und das unwirksame Alliin kann mit dem Enzym Alliinase reagieren. Zusammen bilden die beiden dann den Wirkstoff Allizin.

Es ist geschichtlich überliefert, dass bei den großen Pestepidemien im 14. Jahrhundert gewohnheitsmäßige Knoblauchesser oft vor einer Ansteckung bewahrt blieben.

Wissenschaftliche Fakten zum Knoblauch

- Ärzte der Universität Erlangen–Nürnberg konnten nachweisen, dass Knoblauch das körpereigene Abwehrsystem stärkt.
- Amerikanische Studien ergaben, dass der tägliche Verzehr von vier Gramm Knoblauch das Brustkrebsrisiko um 78 Prozent und das Leberkrebsrisiko sogar um 80 Prozent herabsetzt.
- Dänische Wissenschaftler stellten fest, dass Knoblauch die Körperzellen vor Alterung und Angriffen freier Radikale schützt.

Knoblauchheilmittel aus eigener Produktion

Um die bestmögliche Wirkung einer Knoblauchkur zu erzielen, müssten täglich zwischen fünf und zehn Zehen verzehrt werden. Wem das des Guten dann doch zu viel ist, der kann Knoblauch in hoher Konzentration in Form von Dragees oder Tropfen zu sich nehmen – wobei deren Wirkung allerdings nicht nachgewiesen ist. In Apotheken und Reformhäusern erhalten Sie Fertigpräparate, die Sie nach Gebrauchsanweisung kurmäßig anwenden können. Sie können Ihre eigene Knoblauchmedizin jedoch auch am heimischen Herd problemlos selbst herstellen.

Andere Laucharten wie Bärlauch, Schnittlauch und Porree haben ähnliche Wirkungen wie Knoblauch – letzterer ist aber am effektivsten. Wenn Sie jedoch Knoblauch nicht vertragen, sollten Sie es einmal mit den milderen Lauchsorten versuchen.

Knoblauchtropfen

Für die Tropfen benötigen Sie 40 Gramm Knoblauch. Schälen und zerquetschen Sie diese Menge, geben Sie sie anschließend in 200 Milliliter möglichst hochprozentigen klaren Schnaps, und lassen Sie sie zehn Tage ziehen. Dann die Lösung durch ein Tuch abseihen und den darin zurückgehaltenen Satz gut auspressen. Für eine kurmäßige Entgiftung davon dreimal täglich 10 bis 20 Tropfen mit einer Tasse warmer Milch oder einem Zuckerstück einnehmen.

Knoblauchsirup

Quetschen oder hacken Sie fünf Knoblauchzehen so klein wie möglich, und vermischen Sie den Brei dann mit vier gehäuften Esslöffeln Zucker. Geben Sie die Mischung in einen Topf, und fügen Sie so viel Wasser hinzu, bis sie bedeckt ist. Danach erhitzen, fünf Minuten ziehen lassen und anschließend durch ein Tuch abseihen. Diese Menge über den Tag verteilt teelöffelweise einnehmen.

Das vertreibt den Geruch

Unangenehmer Mundgeruch nach Knoblauchgenuss wird durch Petersilie oder Milch weitgehend beseitigt. Essen Sie zu den Knoblauchzehen gleichzeitig mehrere Stängel frische Petersilie, und/oder trinken Sie eine Tasse warme Milch dazu.

Weizengraskur

Weizengras ist nicht etwa eine besondere, geheimnisvolle Grasart: Es handelt sich dabei um die jungen, grünen Triebe von Weizen. Und die strotzen geradezu vor hochwertigen Vitaminen, Mineralstoffen, Spuren-elementen und Aminosäuren. Ganz besonders wertvoll ist das Chloro-phyll, der in allen Grünpflanzen enthaltene grüne Pflanzenfarbstoff. Er reinigt das Blut und regt die Entgiftung des gesamten Organismus, u. a. auch von Schwermetallen, an. Unter seinem Einfluss werden Giftstoffe aus dem Gewebe gelöst und aus dem Körper ausgeschieden.

Tip: Wenn Sie es fein hacken, können Sie junges, zartes Weizengras auch auf einem Vollkorn-butterbrot genießen.

Weizengras pur

Um in den vollen Genuss der wertvollen Inhaltsstoffe zu kommen, kann Weizengras roh gekaut werden. Es schmeckt ziemlich herb. Durch das Zermalmen wird das Chlorophyll aus dem Weizengras gepresst, ohne dass es Schaden leidet. Im Mund bleiben nach einiger Zeit unverdauliche Pflanzenfasern zurück, die man dann ausspucken sollte.

Weizengraskur – Geheimwaffe gegen Gifte

Für eine Saftkur benötigen Sie einen speziellen Weizengrasentsafter, der die Pflanze auspresst. Sie finden dieses Gerät in Ernährungsfachge-schäften sowie Bioläden. Normale Haushaltsmixer sind nicht geeignet, da die schnell rotierenden Messer das Chlorophyll schädigen. Und so funk-tioniert die Kur:

- Beginnen Sie jeweils ein bis zwei Stunden vor den Mahlzeiten mit der Einnahme des Safts.
- Starten Sie mit ein bis zwei Teelöffeln, und steigern Sie die Menge allmählich auf 150 Milliliter.
- Kommt es zu Unwohlsein oder Übelkeit, können Sie die Dosis wie-der etwas reduzieren: Sie wurde dann zu rasch gesteigert.
- Dem Unwohlsein kann vorgebeugt werden, wenn etwa eine halbe Stunde vor der Einnahme von Weizengrassaft ein Glas handwarmes

Wasser mit zwei Teelöffeln frisch gepresstem Zitronensaft und einem Teelöffel Zuckerrohrmelasse getrunken wird.

Weizengras Marke Eigenbau

Weizengras kann man ganz einfach selbst zu Hause auf der Fensterbank ziehen. Dazu benötigen Sie keimfähige Weizenkörner aus ökologischem Anbau, die Sie in der doppelten Menge Wasser zwölf Stunden quellen lassen. Füllen Sie dann einen geeigneten Behälter mit mindestens drei Zentimetern Erde, und verteilen Sie die Weizenkörner darauf. Anschließend sparsam befeuchten und mit einer Plastikfolie locker abdecken (Treibhauseffekt). Den Behälter drei Tage bei etwa 20 °C im Dunkeln aufbewahren. Am vierten Tag können Sie die Folie entfernen, die Erde leicht gießen und die Saat ans Fenster stellen. Dabei nur nachgießen, sobald die Erde zu trocken wird – lieber weniger als zu viel. Sobald das grüne Weizengras eine Höhe von etwa 15 Zentimeter erreicht hat, kann es geerntet werden. Das ist nach rund zwei Wochen der Fall. Verwenden sollte man nur den ersten Wuchs, auch wenn das Gras später nochmals nachkommt.

Weizengras ist besonders im Winter auch ein hübscher Blickfang vor dem Fenster. Als Salat oder Gemüse sollten Sie Weizengras nicht verwenden: Die Pflanzenfasern können vom menschlichen Organismus nicht verdaut werden.

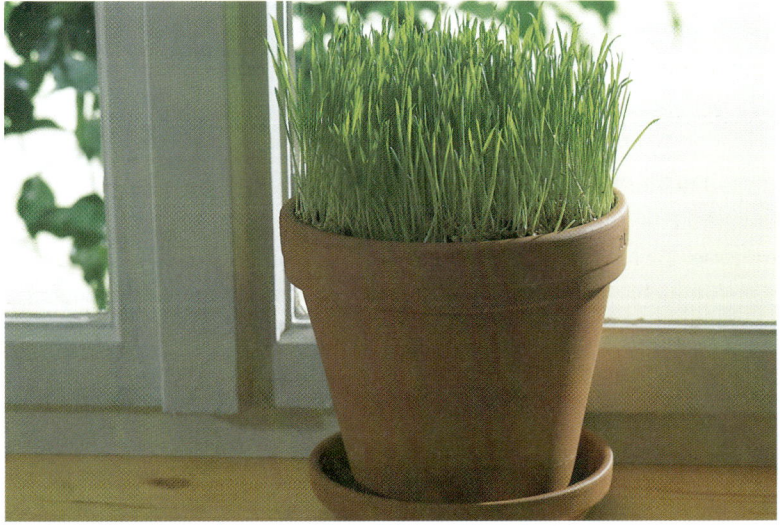

Mit schwarzer Melasse entgiften

Schwarze Melasse, auch Zuckerrohrmelasse genannt, ist ein bei der Herstellung von Zucker aus Zuckerrohr anfallendes Nebenprodukt. Neben anderen Mineralstoffen enthält sie reichlich Kalzium und Kalium. Kalzium verhindert im Organismus die Ablagerung der Schwermetalle Blei und Kadmium und fördert auf diese Weise die Ausleitung dieser Gifte. Kalium stabilisiert den gesunden Säure-Basen-Haushalt, beugt einer Übersäuerung des Organismus und somit der Ansammlung von Körpergiften vor. Kaufen können Sie schwarze Melasse in Reformhäusern.

Schwarze Melasse – Wundermittel gegen Gifte

Schwarze Melasse kann entweder dem täglichen Speiseplan zugegeben oder gezielt zur kurmäßigen Entgiftung angewandt werden – dann allerdings in Verbindung mit Äpfeln.

Daueranwendung

Geben Sie einen Teelöffel schwarze Melasse in eine halbe Tasse heißes Wasser, und rühren Sie so lange, bis die Melasse aufgelöst ist. Füllen Sie die Tasse dann mit kaltem Wasser auf. Für eine tägliche Entgiftung empfiehlt es sich, diese Lösung schluckweise vor, nach oder zu jeder Mahlzeit zu trinken.

Entgiftung mit Apfelmusmelasse

Geben Sie auf drei Tassen ungesüßtes Apfelmus eine halbe Tasse schwarze Melasse. Das Kalzium in der Melasse sorgt dafür, dass giftige Schwermetalle nicht vom Organismus aufgenommen werden. Die Aktivkohlewirkung der im Apfelmus enthaltenen Pektine bindet die im Darm gesammelten Schwermetalle und sorgt für die Ausscheidung über die Verdauung. Die kurmäßige Anwendung sollte vier bis sechs Wochen dauern. In dieser Zeit morgens und abends eine Tasse Apfelmus mit Melasse verzehren. Wenn Sie zwei- bis dreimal pro Jahr eine solche Kur einlegen, haben Gifte keine Chance.

Melasse enthält im Gegensatz zu anderen Süßungsmitteln sehr viel Kalium (1600 Milligramm pro 100 Gramm). Im getrockneten Zuckerrohrsaft sind 730 Milligramm Kalium, im Raffinadezucker lediglich 2,2 Milligramm pro 100 Gramm enthalten.

Giftfrei mit Molke

Trinken Sie sich giftfrei mit Molke! Schon Hippokrates verordnete – neben Knoblauch – seinen Patienten zum Entgiften Molkekuren. Molke ist das Serum der Milch, das bei der Quarkherstellung anfällt, wenn überschüssige Flüssigkeit von der Quarkmasse abgeschieden wird. Sie enthält neben den Mineralstoffen Kalium, Kalzium und Magnesium reichlich Spurenelemente, wasserlösliche Vitamine, Milchsäure und Orotsäure, die im Körper den Aufbau von Eiweiß, die Ausscheidung von Harnsäure über die Nieren und die Entgiftungsarbeit der Leber unterstützt. Außerdem enthält Diätkurmolke sehr hochwertiges Eiweiß (Albumin), das bei einer längeren kurmäßigen Entgiftung dafür sorgt, dass der Eiweißhaushalt des Organismus ausgeglichen bleibt.

Diätkurmolke und die verschiedenen Frischpflanzensäfte für die Molkekur gibt es in Reformhäusern. Tip: Achten Sie beim Molkekauf darauf, dass die Ausgangsmilch aus ökologisch-biologischer Weidewirtschaft stammt.

Die Sieben-Tage-Molke-Entgiftungskur

Während einer Molkekur wird täglich ein Liter Diätkurmolke getrunken. Hinzu kommen eineinhalb bis zwei Liter natriumarmes Mineralwasser oder leichter Kräutertee, dem 80 Milliliter entgiftender Frischpflanzensaft beigemengt werden. Die Molke sowie das Mineralwasser und/oder der Kräutertee mit dem Frischpflanzensaft-Zusatz werden abwechselnd über den gesamten Tag verteilt schluckweise getrunken. Außerdem sind täglich zwei kleine Mahlzeiten aus gekochten Kartoffeln oder gedünstetem Gemüse erlaubt. Besonders geeignet sind zarte Gemüsesorten wie Auberginen, Fenchel, Karotten, Tomaten oder Spargel.

Vorbereitung für die Molkekur

Nehmen Sie zu Beginn der Sieben-Tage-Molke-Entgiftungskur am ersten Tag eine Darmspülung – wie unter »Darmsanierung« beschrieben – mit einem Klistier vor. Sollte sich danach in der Anfangszeit der Kur kein Drang zur Stuhlentleerung einstellen, auf keinen Fall mit Abführmitteln nachhelfen. Warten Sie ab, bis das Verlangen danach von selbst kommt.

Getränkefahrplan für die Sieben-Tage-Kur

1. und 2. Tag: Je 1 Liter Diätkurmolke, 80 Milliliter Brennnessel-Frischpflanzensaft, 1,5 bis 2 Liter Kräutertee und/oder Mineralwasser.
3. und 4. Tag: Je 1 Liter Diätkurmolke, 80 Milliliter Löwenzahn-Frischpflanzensaft, 1,5 bis 2 Liter Kräutertee und/oder Mineralwasser.
5. und 6. Tag: Je 1 Liter Diätkurmolke, 80 Milliliter Artischocken-Frischpflanzensaft, 1,5 bis 2 Liter Kräutertee und/oder Mineralwasser.
7. Tag: Je 1 Liter Diätkurmolke, 80 Milliliter Brennnessel-Frischpflanzensaft, 1,5 bis 2 Liter Kräutertee und/oder Mineralwasser.

So bereiten Sie das Gemüse für die Kur richtig zu

Waschen Sie das jeweilige Gemüse unter kaltem Wasser, schälen Sie es, wenn nötig (z.B. Spargel), und schneiden Sie es anschließend in mundgerechte Stücke. Dann etwas frische Butter in der Pfanne schmelzen, das Gemüse ohne Salz zugeben und leicht dünsten. Zum Schluss mit frischem Zitronensaft, frischen Kräutern oder Trockengewürzen abschmecken.

Abschluss der Sieben-Tage-Kur

- Essen Sie am Abend des siebten Tages einen Apfel.
- Gewöhnen Sie Ihre Verdauung nach der Kur allmählich wieder an feste Nahrung, indem Sie zwei bis drei Tage nach Kurende nur Gemüsebrühe mit Ei, statt zwei leichter Gemüsemahlzeiten am Tag drei essen und dann langsam zur normalen Nahrung übergehen.

Regelmäßiger Molkeentgiftungstag

Reinigende Wirkung – anstelle der oder im Anschluss an die Sieben-Tage-Kur – hat auch ein regelmäßiger Molkeentgiftungstag einmal in der Woche. Nehmen Sie über den Tag verteilt in sieben Einzelportionen einen Liter leicht gekühlte Diätkurmolke zu sich. Ergänzend dazu sollten Sie noch weitere zwei Liter natriumarmes Mineralwasser, ungesüßten Kräutertee oder warme Gemüsebrühe trinken.

Wenn Sie sich gerade in ärztlicher Behandlung befinden, an einer chronischen Krankheit leiden, eine Operation hinter sich haben, schwanger sind oder regelmäßig Medikamente einnehmen müssen, sollten Sie vor der Sieben-Tage-Kur Ihren Arzt befragen. Ansonsten können Sie ohne Bedenken regelmäßig mit Molke kuren.

Apfelessig macht Gifte sauer

Apfelessig ist reich an Vitaminen und Mineralstoffen. Davon sind besonders die Entgiftungssubstanzen Kalium, Kalzium, Vitamin C, E und Beta-Karotin zu erwähnen. Er ist bestens dafür geeignet, Umweltgifte unschädlich zu machen, deren Einlagerung ins Gewebe zu verhindern und für eine rasche Ausscheidung zu sorgen. Außerdem tötet er im Darm Fäulnisbakterien ab, die während ihres Stoffwechsels Substanzen wie Butanol, Methanol, Propanol und andere Fuselalkohole freisetzen. Diese werden nämlich sonst vom Organismus aufgenommen, über den Kreislauf verteilt und vergiften ihn allmählich. Gleichzeitig regt Apfelessig die Bildung von Verdauungsenzymen an, was die Verwertung aufgenommener Nahrungsmittel erleichtert und beschleunigt.

Tip: Apfelessig ist im Kampf gegen die Körpergifte unschlagbar, wenn er mit Honig kombiniert wird.

Apfelessig wird biologisch durch Essiggärung von Apfelwein hergestellt. Er besitzt ein typisch fruchtiges Aroma. Sie können ihn natürlich auch zum Anmachen von Salaten verwenden.

Entgiftender Morgendrink

Geben Sie auf ein Glas lauwarmes Wasser zwei Teelöffel Apfelessig und ein bis zwei Teelöffel Honig. Trinken Sie diese Mischung vor dem Frühstück. Der Geschmack ähnelt dem von Apfelmost. Er kommt ihm umso näher, je mehr Honig dazugegeben wird.

Anfangsschwierigkeiten überwinden

Empfinden Sie das Entgiftungsgetränk als unangenehm, oder wird Ihnen nach dem Genuss sogar übel, sollten Sie in der ersten Zeit weniger Apfelessig ins Wasser geben. Wenn Ihr Körper nicht mehr gegen den sauren Geschmack rebelliert, können Sie beginnen, die Dosis ganz allmählich auf zwei Teelöffel zu steigern. Sie werden sehen: Schon nach kurzer Anwendung fühlen Sie sich kraftvoller, leistungsfähiger und rundum wohler, weil die Körpergifte durch den Apfelessig radikal reduziert werden. Das erleichtert Ihnen dann auch die Einnahme dieses zugegebenermaßen etwas gewöhnungsbedürftigen Trunks.

Kuren mit Brottrunk

Brottrunk ist ein von dem Bäckermeister Wilhelm Kanne aus Lünen entwickeltes Getränk, das es in Reformhäusern zu kaufen gibt. Die Herstellung geschieht folgendermaßen: Aus Roggen, Weizen und Hafer, die aus biologischem Anbau stammen, wird zunächst Sauerteigbrot gebacken. Dieses wird dann unter Wärmeeinfluss in Wasser zum Gären gebracht. Das Resultat dieses Gärprozesses ist dann der Brottrunk. Bei seiner Herstellung handelt es sich – im Gegensatz zu anderen Gärgetränken – um eine Milchsäuregärung, bei der kein Alkohol entsteht.

Brottrunk – ein ganz besonderer Saft gegen Gifte

Brottrunk enthält zahlreiche Aminosäuren, Mineralstoffe und Vitamine. Außerdem kommen in ihm biologisch aktive rechtsdrehende L-Milchsäure und linksdrehende D-Milchsäure vor.

Die L-Milchsäure trägt zur Stabilisierung des Säure-Basen-Gleichgewichts bei. Beide Milchsäurearten hemmen die Entwicklung von Krankheitskeimen und verhindern dadurch die Freisetzung von Giften, die als Stoffwechselprodukt von Bakterien entstehen. Untersuchungen ergaben überdies, dass nach dem regelmäßigen Verzehr von Brottrunk die Konzentration des Stoffwechselabbauprodukts Harnsäure, das größtenteils über die Nieren und in geringeren Mengen über den Darm ausgeschieden wird, abnimmt.

Gleichzeitig fördert Brottrunk die Körperentgiftung, indem er das Wachstum nützlicher Darmbakterien und die Bildung verdauungsaktiver Substanzen im Darm anregt.

Es wurde festgestellt, dass der Genuss von Brottrunk nach vorausgegangener Strahlenbelastung die Ausleitung der radioaktiven Substanzen aus dem Organismus fördert. Ebenso konnten bei Krebspatienten die Nebenwirkungen von Bestrahlungen gemindert werden.

Anwendung von Brottrunk

Eine Kur mit Brottrunk erfordert wenig Aufwand, zeigt aber große Wirkung: Nehmen Sie einfach dreimal täglich vor den Mahlzeiten 100 bis 150 Milliliter Brottrunk zu sich. Schmeckt das Getränk zu säuerlich, kann es 1:1 mit Apfelsaft verdünnt werden.

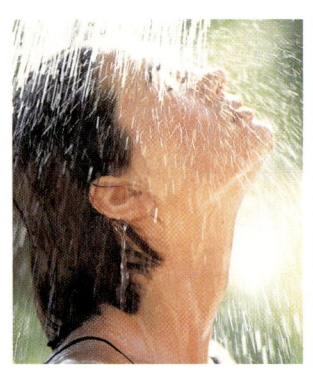

Spezial- und Zusatzkuren

Neben einer gezielten Entgiftung aus der Küche gibt es noch einige Spezialkuren, die Sie im Wechsel dazu oder als Begleitmaßnahme durchführen können. Auch hier gilt: Legen Sie sich bei den Anwendungen nicht auf eine bestimmte Art fest, da sich die einzelnen Möglichkeiten in Bezug auf die Inhaltsstoffe oder die Wirkungsweise der verwendeten Mittel mehr oder weniger unterscheiden. Wer turnusmäßig zwischen verschiedenen Kuren abwechselt, kommt in den Genuss der Vorzüge jedes Entgiftungsweges – und erreicht damit eine umfassendere Schadstoffausscheidung, als wenn er sich nur auf einen festlegt.

Das Säure-Basen-Gleichgewicht

Der Körper kann normalerweise trotz großer Schwankungen bei der Aufnahme von Säure und Basen bildenden Substanzen mit der Nahrung ein Gleichgewicht aufrechterhalten.

Beim gesunden Menschen hat der Organismus einen ausgewogenen Säure-Basen-Haushalt. Säuren entstehen im Stoffwechsel bei der Umwandlung von Zucker und Fetten zu Energie. Letztere werden mit Hilfe von Sauerstoff in einzelne Bausteine aufgespalten, wobei nach der Verbrennung Kohlendioxid und organische Säuren wie Milchsäure, Kohlensäure, Harnsäure oder Brenztraubensäure übrig bleiben.

Gegenpol der Säuren sind die Basen (Alkali). Liegen beide im richtigen Verhältnis zueinander, ist der Mensch gesund. Überwiegen hingegen die Säuren, kommt es zu einer Übersäuerung (Azidose). Diese belastet nicht nur den ganzen Organismus, sondern auch die lebenswichtigen Entgiftungsorgane und hemmt deren Arbeit. Man nimmt mittlerweile an, dass Übersäuerung Ursache für viele organische Erkrankungen ist.

Beim gesunden Menschen liegt der pH-Wert des Blutes etwa bei 7,5. Er ist damit leicht basisch. Das Verhältnis von Säuren und Basen im Orga-

Der pH-Wert und das Säure-Basen-Verhältnis

pH-Wert	Säure-Basen-Verhältnis
0 bis 7	Säuren überwiegen
7	Absolut neutrales, ausgeglichenes Verhältnis
7 bis 14	Basen überwiegen

nismus kann beim Arzt durch eine Laboruntersuchung des Blutes festgestellt werden. Man kann den pH-Wert aber auch selbst messen. Die dazu erforderlichen Teststreifen sind in der Apotheke erhältlich. Sie werden für ein bis zwei Sekunden in den Strahl des Morgenurins gehalten und sollten dann den Idealwert von 7,5 anzeigen.

Wer kontrolliert das Säure-Basen-Gleichgewicht?

Für die Einhaltung des gesunden Säure-Basen-Verhältnisses gibt es im Organismus drei Kontrollmechanismen:

Die Nieren
Sie sind das wichtigste Organ zur Kontrolle des Säure-Basen-Verhältnisses, da sie Stoffwechselrückstände aus dem Blut filtern. Sind zu viel Säuren vorhanden, z.B. ein Überschuss an Harnsäure, produzieren die Nieren zur Ausscheidung einen sauren Urin. Sind hingegen zu viel Basen im Organismus, bilden sie einen alkalischen Urin.

Die Lunge
Nach dem Einatmen findet in der Lunge ein Gasaustausch statt. Sauerstoff aus der Atemluft wird über die Lungenbläschen ins Blut geleitet. Die während der Verbrennung in den Körperzellen anfallende Kohlensäure wird über den Blutkreislauf in die Lunge transportiert und dort auf dem umgekehrten Weg über die Lungenbläschen in die Atemluft abgegeben. Mit dem Ausatmen gelangt sie aus dem Körper.

Schon ganz geringe Abweichungen vom normalen pH-Wert des Blutes können bereits Stoffwechselstörungen verursachen. pH-Werte unter 6,8 und über 7,7 führen innerhalb kürzester Zeit zum Tod.

Mit einer ausgewogenen Ernährung können Sie einer Übersäuerung vorbeugen. Nahrungsmittel wie Obst und Gemüse, in denen die metallischen Mineralien wie Kalium überwiegen, wirken Basen bildend. Wenn die nicht metallischen Mineralien wie Phosphor und Chlor überwiegen (z. B. in Fleisch, Fisch, Eiern, aber auch im Getreide), entsteht beim Abbau im Organismus Säure.

Puffer

Unter Puffern versteht man chemische Substanzen im Blut, die in begrenztem Umfang Säuren und Basen neutralisieren können. Wichtigster Puffer im Blut ist Hydrogenkarbonat, das einen Teil der Kohlensäure bindet.

Wenn der Säure-Basen-Haushalt nicht stimmt

Zivilisationsleiden, Stoffwechselstörungen, Herz-Kreislauf-Erkrankungen und Immunschwäche sind trotz der modernen Medizin auf dem Vormarsch. Verblüffend: Bei nahezu allen Patienten, die unter diesen Krankheiten leiden, ist der Organismus übersäuert. Die Übersäuerung bewirkt, dass das Säure regulierende Bindegewebe schneller altert und geschädigt wird.

Weitere Auswirkungen eines unausgewogenen Säure-Basen-Haushalts können sein: Herzinfarkt, Schlaganfall, Krebs, Osteoporose, rheumatische Beschwerden, Gicht, Organfunktionsstörungen, Allergien, Magen-Darm-Leiden, Diabetes, chronische Hauterkrankungen wie Schuppenflechte (Psoriasis) oder Neurodermitis.

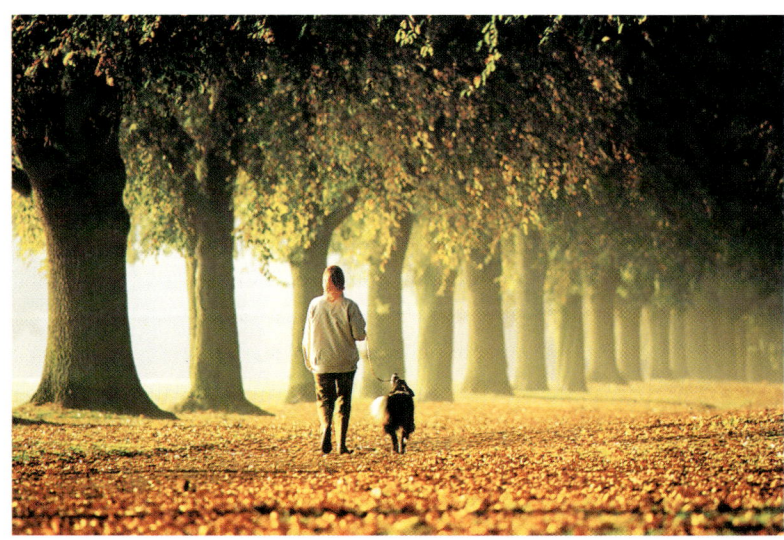

Bewegungsmangel ist eine der häufigsten Ursachen für Stoffwechselerkrankungen. Es muss ja kein Leistungssport sein – ein kleiner Spaziergang genügt.

Ursachen für Störungen im Säurehaushalt

Enthält der Organismus zu viel Säure, kann diese von den drei Kontrollstationen – den Nieren, der Lunge und den Puffersubstanzen im Blut – nicht mehr entsorgt oder neutralisiert werden. Für einen Säureüberschuss gibt es zahlreiche Ursachen.

Falsche Ernährung

Übermäßiger Verzehr von Schweine- oder Rindfleisch, Huhn, Fisch, Käse, Eiern, Erbsen, Bohnen, Spargel, Brot, Butter, Zucker, Schokolade und Weißmehlprodukten führt zu starker Säurebildung. Außerdem entstehen beim Abbau dieser Nahrungsmittel im Organismus vermehrt Schlacken, die Basen binden und damit die Gegenspieler von Säuren aus dem Verkehr ziehen. Auch Genussmittel wie schwarzer Tee, Alkohol, Kaffee und Nikotin führen zu einer Verschiebung des Säure-Basen-Haushalts.

Arzneimittelmissbrauch

Falsche Auswahl oder zu hohe Dosierung von Arzneimitteln kann die Nierenfunktion oder den Gasaustausch in der Lunge beeinträchtigen.

Bewegungsmangel

Wenig Bewegung macht den Stoffwechsel träge und verlangsamt damit die Ausscheidung von Säure.

Elektrosmog

Analysen des Blut-pH-Wertes von Personen, die in der Nähe von Richtfunkanlagen wohnen, ergaben überwiegend saure Ergebnisse.

Umweltgifte

Chemikalien wie z. B. Lösungsmittel in Farben oder Kunststoffen, Rückstände von Dünge- oder Insektenvertilgungsmitteln sowie Autoabgase, die eingeatmet oder mit der Nahrung aufgenommen werden, können den Organismus übersäuern.

Säuren in Obst und Südfrüchten verursachen interessanterweise keine Übersäuerung des Blutes, sondern wirken – ganz im Gegenteil – Basen bildend. Das kommt daher, dass das beim Abbau von organischen Säuren im menschlichen Körper entstehende Kohlendioxid abgeatmet wird und der basische Anteil übrig bleibt. Dies gilt beispielsweise für den Apfelessig.

So können Sie Ihren Körper entsäuern

● Reichlich Flüssigkeit regt die Nierentätigkeit an und schwemmt Schlacken aus dem Körper. Sie sollten deshalb täglich mindestens drei Liter stilles Mineralwasser und Obstsäfte trinken.

● Blutreinigungstees aus Holunder, Löwenzahn, Birke, Schafgarbe oder Brennnessel enthalten Wirkstoffe, die Gifte aus dem Gewebe lösen und zur Ausscheidung bringen. Mischen Sie jeweils 20 Gramm dieser getrockneten Pflanzen (aus dem Kräuterladen) zusammen. Für den Tee überbrühen Sie davon dann zwei Teelöffel mit einem viertel Liter Wasser. Zehn Minuten ziehen lassen und über den Tag verteilt zwei bis drei Tassen trinken. Diese Anwendung sollte kurmäßig über drei Wochen erfolgen.

Die Einnahme homöopathischer Medikamente (Natrium phosphoricum, Natrium sulfuricum, Silicea, Kalium sulfuricum) unterstützt den Kreislauf und fördert die Ausscheidung belastender Schlacken aus dem Organismus.

● Bewährt hat sich auch eine Mischung aus Brombeere, Himbeere, Schwarz- und Weißdorn. Sie regt zusätzlich die Nierentätigkeit an und führt dem Körper Mineralsalze zu, die die Bildung von Basen unterstützen. Die Zubereitung und Anwendung ist genauso wie beim obigen Tee beschrieben.

● Salate aus den jungen Blättern von Brennnessel, Bärlapp und Löwenzahn kräftigen die Leber und fördern die allgemeine Entgiftung des Körpers. Ähnlich wirkt auch Rettich.

● Moorbäder und -packungen führen dem Organismus über die Haut wichtige Mineralsalze und Spurenelemente zu. Außerdem bewirken sie eine bessere Durchblutung und somit den verstärkten Abtransport von Schlacken.

● Lymphdrainagen sorgen für eine Entschlackung über die Lymphe. Die Lymphe fließt durch ein eigenes Gefäßsystem, das aber nicht wie das Blut vom Herzen gepumpt wird, sondern passiv bei jeder Körperbewegung vorangetrieben wird. Deshalb kann es leichter zu Stauungen kommen (siehe auch Seite 80). Die Lymphdrainage, eine spezielle Massage, hält die Lymphe in Fluss.

● Bringen Sie verstärkt Lebensmittel auf den Tisch, die die Bildung von Basen unterstützen, z. B. Kartoffeln, Sojabohnen, Zwiebeln, Kohlrabi, Sellerie, Kürbis, Auberginen, Karotten, Rote Bete, Mangold, Spinat, Zucchini, Gurken, Lauch und Pilze. Als Getränke sind Frucht- und Gemüsesäfte sowie Kuhmilch ideal.

● Ein gutes Säure-Basen-Gleichgewicht ergibt sich, wenn die einzelnen Mahlzeiten etwa zu zwei Dritteln aus Basen bildenden Lebensmitteln und zu einem Drittel aus Säure bildenden (z. B. stark eiweißhaltigen Produkten wie Fleisch) zusammengesetzt sind.

● Ballaststoffreiche Ernährung, z. B. mit viel Weizenkleie oder Leinsamen, bringt die Darmmuskulatur auf Trab, fördert so die Verdauung und beschleunigt die Ausscheidung von Schlacken. Dazu sollte jedoch viel getrunken werden, sonst droht Verstopfung!

● Die so genannte Haysche Trennkost beugt einem Überwiegen des Säureanteils im Organismus vor. Dabei wird eiweiß- und kohlenhydrathaltige Nahrung streng getrennt in einzelnen Mahlzeiten über den Tag verteilt gegessen. Es wird wesentlich weniger Fleisch und Fett (Säure bildend) aufgenommen. Stattdessen steht der Verzehr von Obst, rohem Gemüse und Salaten (Basen bildend) im Vordergrund.

● Bindegewebsmassagen regen die Organfunktionen an, beschleunigen den Blutfluss und somit die Beseitigung belastender Stoffe.

F. X. Mayr-Diät

Sie können diese Diät entweder zu Hause für einige Tage durchführen oder während eines Kuraufenthalts bis zu vier Wochen. Während dieser Zeit besteht Ihr täglicher Speiseplan nur aus trockenen Semmeln mit Milch oder Sauermilch. Wichtig ist der richtige Ablauf der Nahrungsaufnahme. Ein Bissen Semmel wird solange durchgekaut, bis er mit Speichel fast verflüssigt ist. Dann einen Teelöffel Milch oder Sauermilch in den Mund nehmen, mit der Semmel gut vermischen und schlucken. Zum Trinken gibt es tagsüber frischen Orangensaft und abends ungesüßten Kräutertee. Sie dürfen so viel essen, bis Sie satt sind. Bei kurmäßiger Durchführung der Diät werden während des Kuraufenthalts von Therapeuten zur Darmreinigung und -anregung zusätzlich Bauchmassagen durchgeführt. Die Diät bewirkt einen Rückgang der Säuren und gleichzeitig die Zunahme von Basen.

Bei der so genannten F. X. Mayr-Diät ist besonders die Esstechnik wichtig. Das lange Kauen beruht auf der Erkenntnis, dass die Verdauung im Mund beginnt. Durch einen Reflex, der von der Mundhöhle ausgeht, bereitet sich der übrige Verdauungstrakt auf die Nahrungsaufnahme vor. Diese langsame Esstechnik können Sie auch nach der Kur weiter praktizieren.

Kuren nach Pfarrer Kneipp

Patienten mit schwachem
Herzen oder Krampfadern
sollten sich vor einer
Bäderanwendung mit ihrem
Arzt beraten.

Um eine möglichst effektive Körperentgiftung zu erzielen, muss auch das Immunsystem auf der Höhe seiner Kräfte sein. Zur Stärkung der Abwehrkräfte haben sich besonders Kneipp-Anwendungen bewährt. Dazu müssen Sie nicht erst an einen Kurort reisen; Sie können auch ganz bequem zu Hause kneippen – am besten über einen längeren Zeitraum von mehreren Wochen hinweg täglich oder zumindest im Abstand von wenigen Tagen. Die Einwirkung von Wärme und Kälte auf den Körper in Kombination mit Wasser stabilisiert die Funktion der Organe und stärkt das Abwehrsystem.

Kneipp-Kur im Badezimmer

Diese Anwendungen können Sie ohne fremde Hilfe selbst zu Hause in Ihrem Badezimmer durchführen. Voraussetzung sollte immer sein, dass der Körper gut durchgewärmt und nicht unterkühlt ist.

Kneippsche Güsse

Wenn Sie an Ihrem
Duschkopf keinen weichen
Wasserstrahl einstellen
können, müssen Sie auf
kneippsche Güsse trotzdem
nicht verzichten: Als Not-
behelf können Sie auch
eine Gießkanne verwenden.

Für Kneipp-Güsse benötigen Sie eine Handbrause mit weichem Wasserstrahl. Über die Wanne gebeugt, wird nacheinander erst der rechte, dann der linke Arm begossen. Führen Sie dabei den Strahl von der Hand zur Schulter, und lassen Sie das Wasser acht bis zehn Sekunden abfließen. Der Vorgang wird dann an jedem Arm wiederholt. Anschließend die Wassertropfen abstreifen und sich sofort anziehen. Bis zum Warmwerden leicht bewegen. Beste Zeit für diese Übung ist der Vor- oder Nachmittag.

Kalter Kniequss

Stellen Sie sich in die Badewanne, und begießen Sie nacheinander das rechte und linke Bein mit kaltem Wasser. Den Duschstrahl dabei vom Fuß bis eine Handbreit über das Knie führen und zehn Sekunden abfließen lassen. Danach den Guss wiederholen. Zum Schluss kurz die Fußsohlen abbrausen. Anschließend abtrocknen, anziehen und eine halbe Stunde bis zum Warmwerden bewegen. Auch hier ist der Vor- oder Nachmittag die günstigste Tageszeit für die Anwendung.

Kaltes Armbad

Armbäder können problemlos in jedem Waschbecken durchgeführt werden. Füllen Sie dazu das Becken mit kaltem Wasser, und tauchen Sie beide Arme bis zur Mitte des Oberarms 10 bis 20 Sekunden ein. Danach die Wassertropfen abstreifen, sich anziehen und durch leichte Bewegung die Erwärmung fördern. Am frühen Nachmittag ist die Übung am effektivsten.

Kräuterbäder

In ein Wannenbad werden bei einer Wassertemperatur zwischen 35 und 38 °C natürliche Badezusätze gegeben. Melisse, Baldrian oder Lavendel wirken entspannend, Fichtennadel und Rosmarin regen den Kreislauf an. Das Bad selbst dauert zwischen 10 und 20 Minuten. Eine Stunde vor und zwei Stunden nach den Mahlzeiten oder eine Stunde vor dem Schlafengehen wirken Bäder am besten. Außerdem sollte im Anschluss daran eine Stunde Nachruhe im Bett eingehalten werden.

Ein heißes Wannenbad mit Kräuterzusätzen kann auch bei einer beginnenden Erkältung hilfreich sein. Es sollte abends direkt vor dem Zubettgehen genommen werden.

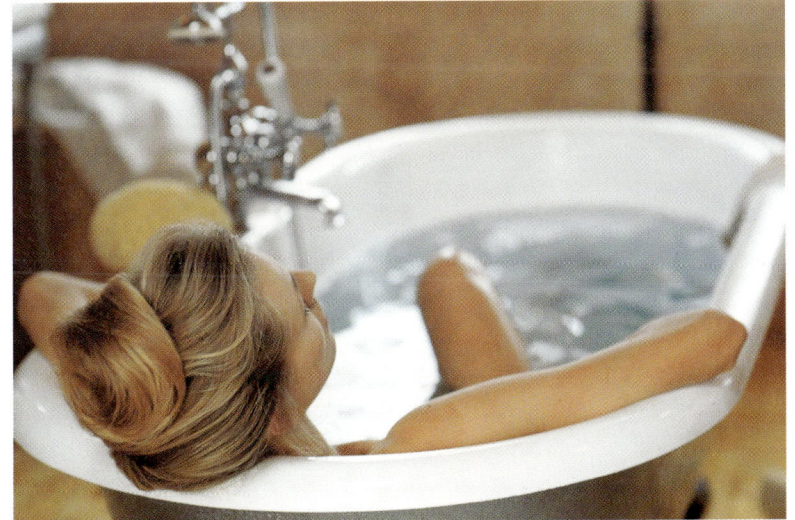

Ein Wannenbad ist nicht nur eine körperliche Wohltat. Damit Sie völlig entspannen können, sorgen Sie dafür, nicht gestört zu werden. Stellen Sie das Telefon aus, und bitten Sie Ihre Mitbewohner um Rücksicht.

Anregung des Lymphflusses

Die Lymphe, eine helle Flüssigkeit, die innerhalb des Körpers durch ein eigenes Gefäßsystem fließt, hat einen ganz wesentlichen Anteil an der Entgiftung und Entschlackung. In den Lymphknoten werden Gifte und Schlacken angesammelt oder Krankheitserreger wie Viren und Bakterien abgefangen, unschädlich gemacht und anschließend über die Lymphflüssigkeit und das Venensystem zur Ausscheidung gebracht. Da die Lymphe jedoch nicht wie das Blut aktiv vom Herzen gepumpt wird und nur die größeren Lymphgefäße eine eigene Muskulatur besitzen, muss die Lymphe durch Bewegungen der Skelettmuskulatur, also durch Druck von außen auf die Gefäße, vorangeschoben werden. Deshalb kommt es bei Bewegungsmangel auch oft zu Stauungen.

Die Lymphdrainage ist eine Art spezieller Massage, durch die der Lymphfluss angeregt wird. Zur Selbstanwendung ist diese Methode nicht geeignet. Sie sollte ausschließlich von erfahrenen Therapeuten vorgenommen werden.

Eigentherapie bei gestautem Lymphfluss

- Bewegen Sie sich so viel und so oft wie möglich. Die Muskelarbeit pumpt die Lymphe durch das Gefäßsystem.
- Bürstenmassagen entlang der Lymphbahnen befördern die Lymphe weiter. Nehmen Sie dazu einen Sisalhandschuh, einen Badeschwamm

Kontrolle für die Bürstenmassage: Wird dabei die Haut leicht gerötet, ist der Druck, mit dem Sie bürsten, richtig.

Wickel lassen die Lymphe wieder fließen

Gegen Lymphstauungen in den Unterschenkeln helfen kalte Wadenwickel. Dazu ein Leinentuch in kaltes Wasser tauchen, kräftig auswringen und anschließend – im Bett – um die Waden legen. Über das feuchte Leinentuch wickeln Sie ein trockenes Baumwollhandtuch und zuletzt noch ein größeres Badehandtuch. Decken Sie sich warm zu, und bleiben Sie zwei Stunden mit dem Wickel liegen. Die Waden werden allmählich warm, was sich bis zu einer Hitzeempfindung steigern kann. Nach zwei Stunden wird der Umschlag abgenommen. Danach noch eine gute halbe Stunde im Bett entspannen. Machen Sie abschließend einen Spaziergang in gemäßigtem Tempo, damit die gelöste Lymphe weitertransportiert wird.

oder eine Massagebürste, und streichen Sie mit sanftem Druck – jeweils nach dem Duschen oder Baden – die Lymphgefäße entlang in Richtung Herz, und zwar fünfmal hintereinander zuerst das rechte, dann das linke Bein vom Knöchel bis hoch zum Oberschenkelende. Massieren Sie dann ebenso die beiden Arme von der Hand bis zur Schulter.

Entgiftende Düfte – Aromaöle

Ätherische Öle – eine Wohltat für die Sinne

Ätherische Öle können die Stimmung heben, aber auch die Organe anregen und die Selbstheilungskräfte aktivieren. Die Düfte gelangen durch die Nase an Riechschleimhäute. Dort sitzen rund zehn Millionen Riechzellen mit 80 Millionen Flimmerhärchen, die eine immense Menge Informationen aufnehmen können. Die Duftmoleküle wirken von dort direkt auf Teile im Gehirn, die unsere inneren Vorgänge wie Gefühle, Sexualität und das vegetative Nervensystem steuern. Noch bevor ein Duft wahrgenommen wird, erfolgt eine unterbewusste Reaktion. Im menschlichen Organismus kommt es zu einer Hormonausschüttung, die direkt die Tätigkeit von Organen beeinflusst – darunter auch die Entgiftungsorgane.

Die Einnahme von Pflanzenölen kann Organe schädigen. Befragen Sie deshalb vor einer inneren Anwendung von ätherischen Ölen einen Arzt, Heilpraktiker oder Aromatherapeuten.

Anwendungsmöglichkeiten von ätherischen Ölen

Aromaöle sind vielfältig einsetzbar: Sie können als Badezusatz verwendet werden, inhaliert oder direkt in die Haut einmassiert werden. Geben Sie einfach fünf bis sechs Tropfen ins Badewasser, zwei bis drei Tropfen in die Duftlampe, in das Dampfbad oder zum Massageöl – und schon entfalten die Düfte ihre anregende Wirkung auf Körper und Geist.
Ätherische Öle finden Sie in Reformhäusern, Naturkosmetikgeschäften und Apotheken. Beim Kauf sollten Sie darauf achten, dass die Essenzen naturrein sind und am besten aus kontrolliert biologischem Anbau stammen, um Pestizid- oder Insektizidrückstände auszuschließen.

> ## Allergietest bei ätherischen Ölen
>
> Manchmal werden Pflanzenöle nicht vertragen. Testen Sie deshalb vor der Benutzung, ob das ätherische Öl eine allergische Reaktion auslöst. Dazu eine kleine Menge verdünntes Öl auf die Innenseite der Armbeuge auftragen. Zeigt sich nach zehn Minuten noch keine Rötung oder Quaddelbildung, können Sie die jeweilige Essenz ohne Bedenken anwenden.

Für jedes Entgiftungsorgan das passende Öl

Ätherische Öle oder Essenzen werden in der Regel durch Wasserdampfdestillation aus den jeweiligen Pflanzen gewonnen. Zur Anwendung auf der Haut genügen ein paar Tropfen in 100 Millilitern neutralem Öl wie z. B. Mandel- oder Jojobaöl.

Die Pflanzenapotheke hält für jedes Entgiftungsorgan im menschlichen Organismus das richtige Öl bereit – ganz egal, ob Sie es als Zugabe zu Bädern, Inhalationen oder Massageölen verwenden.

Öle für die Haut

Avocado, Birke, Cistrose, Geranium, Jojoba, Karotte, Limone, Meerkiefer, Patschuli, Sesam, Weizenkeim, Zeder.

Öle für die Leber

Immortelle, Kamille, Kreuzkümmel, Melisse, Pfefferminze, Rose, Rosmarin, Wacholder, Zypresse.

Öle für die Lunge

Cajeput, Eukalyptus, Latschenkiefer, Lavendel, Lorbeer, Muskatellersalbei, Myrte, Niaouli, Oregano, Ysop, Zirbelkiefer.

Öle für den Lymphfluss

Cistrose, Fenchel, Geranium, Immortelle, schwarzer Pfeffer, Rosmarin, Wacholder, Zitrone.

Öle für die Nieren

Bergamotte, Fenchel, Fichtennadel, Kamille, Orange, Sandelholz, Schafgarbe, Wacholder, Zedernholz.

Sauna – kurmäßig schwitzen

Schwitzen hat Tradition

Die wohl tuende und anregende Kraft von Schwitzbädern ist nicht – wie häufig angenommen – eine Errungenschaft moderner Finnen. Vielmehr gab es Urformen der heutigen Sauna bereits vor Jahrtausenden. Die alten Griechen schwitzten in mit heißen Steinen erhitzten Räumen. Die Römer kopierten das Prinzip und bauten das »laconicum«, ein von einem Kohlebecken in der Mitte des Raumes erwärmtes Schwitzbad. Unabhängig davon entwickelten die germanischen Stämme – wie Quellen aus den Jahren 706 und 750 n. Chr. belegen – ihre eigene Sauna. Aus ihr wurden die »Badstuben« des Mittelalters, in denen Steinöfen das Wasser zum Dampfen, zum »Stieben«, brachten.

Warum schwitzen so gesund ist

Allen Formen des Schwitzbades, bis hin zur heutigen Sauna nach modernem finnischen Vorbild, ist eines gemeinsam: Der Wechsel von Heiß und Kalt, von der dampfenden Schwitzstube in das abkühlende Nass, stärkt das Immunsystem, reinigt und strafft die Haut, festigt die Gefäße und stabilisiert den Blutdruck. Regelmäßiges Saunen trainiert das Herz, denn es schlägt bei jedem Durchgang öfter und pumpt mit jedem Schlag mehr Blut durch die Gefäße. Der Puls steigt auf rund 120 Schläge pro Minute an.

Die Gifte ausschwitzen

Den Organismus belastende Gifte und Schlacken werden mit dem Schweiß (bis zu 40 Gramm pro Minute) oder dem Urin aus dem Körper ausgeschieden. Während drei Saunagängen kann mehr als ein Liter Schweiß zusammenkommen, der über die Schweißdrüsen zusammen mit den darin gelösten Körpergiften abgegeben wird.
Die Ausscheidung von Giften und Schlacken erfolgt auf ebenso faszinierende wie einfache Weise. In den Zellen des menschlichen Körpers, d.h.

Mit Saunen erhöhen Sie sowohl Ihre Infektresistenz als auch Ihr allgemeines Wohlbefinden. Kalte Duschen nach dem Schwitzen bringen den Kreislauf in Schwung. Zur Giftausleitung über die Haut ist es jedoch besser, im Anschluss an den Saunagang warm zu duschen, damit sich die geöffneten Poren nicht zu schnell schließen und dadurch die Entgiftung blockiert wird.

in den Muskeln und im Binde- oder Fettgewebe, sind zusammen rund 35 Liter Flüssigkeit gespeichert. Im gesamten Blutkreislauf sind es noch einmal knapp drei Liter. Beim Schwitzen wird zur Schweißabgabe über die Haut dem Blut Flüssigkeit entzogen. Damit dieses jedoch nicht eindickt, füllt der Organismus das Defizit mit Flüssigkeit aus den Zellen. Mit ihr werden auch Gifte und Schlacken aus dem Gewebe gelöst, die dann über den Schweiß oder durch die Nieren mit dem Urin ausgeschieden werden.

Um den Ausscheidungsprozess durch das Schwitzen nicht zu unterbrechen, sollte während der einzelnen Saunagänge nichts getrunken werden. Denn dann würde über den Magen-Darm-Trakt der Flüssigkeitsverlust des Blutes ausgeglichen, und das gift- und schlackenreiche Zellwasser könnte nicht ausgeleitet werden.

Saunen leicht gemacht

● Besuchen Sie nicht öfter als ein- bis zweimal pro Woche die Sauna. Machen Sie eine Pause, wenn Sie erkältet sind. Die Belastung für den Organismus wäre dann zu hoch.

● Bleiben Sie anfangs etwa fünf Minuten, später bis zu 15 Minuten in der Sauna. Bis drei Minuten vor dem Ende des Schwitzganges können Sie entspannt liegen. Dann aber sollten Sie sich aufsetzen, um den Blutkreislauf zu stabilisieren.

● Gehen Sie nie mit vollem Magen oder nach Alkoholgenuss in die Sauna. Essen Sie mindestens eine Stunde vor dem Saunagang nichts mehr, und trinken Sie nur noch wenig. Am besten wird das Schwitzen am frühen Abend vor der letzten Mahlzeit vertragen.

● Auch während einer normal verlaufenden Schwangerschaft braucht nicht auf das Saunabaden verzichtet werden. Im Gegenteil: Die regelmäßige, tiefe Entspannung von Muskeln und Gefäßen kann sogar die spätere Geburt erleichtern. Die Geburtsdauer kann verkürzt, der Geburtsschmerz gelindert werden. Klären Sie dies jedoch mit Ihrem Frauenarzt ab.

● Personen mit erhöhtem Blutdruck sollten nach dem Schwitzgang lediglich kalt duschen. Bei normalem Blutdruck können unbedenklich kalte Tauchbäder genommen werden.

● Bis zu drei Saunagänge sind empfehlenswert. Bei jedem Gang sollte die Temperatur leicht erhöht werden. Legen Sie dazwischen mindestens jeweils fünf Minuten Entspannungspause ein.

● Nehmen Sie zum Abschluss nach der letzten Sauna- und Abkühl-phase noch ein warmes Fußbad oder einen warmen Beinguss.

● Gleichen Sie nach dem Schwitzen den Flüssigkeitsverlust – er kann bis zu eineinhalb Liter betragen! – mit alkoholfreien Getränken wie Mineralwasser, Fruchtsäften oder Kräutertee aus. Alkohol sollte vermieden werden, da er vom Körper zu rasch aufgenommen wird und dadurch blitzartig wirken würde. Außerdem belastet er den Organismus.

Sauna auch bei Herz-Kreislauf-Leiden?

Kardiologen sehen keine Probleme, wenn sich Personen mit Herz-Kreislauf-Schwäche einer Schwitzkur unterziehen. Als Faustregel gilt: Gegen einen Saunabesuch gibt es keine Bedenken, solange Patienten mit Herz-Kreislauf-Schwäche imstande sind, ohne fremde Hilfe auf eigenen Beinen die Sauna aufzusuchen. Erst wenn das nicht mehr möglich ist, sollte davon abgesehen werden. Das betrifft dann Patienten mit schwerer Herz-leistungsschwäche (Grad IV NYHA) oder mit einer schweren instabilen Angina pectoris.

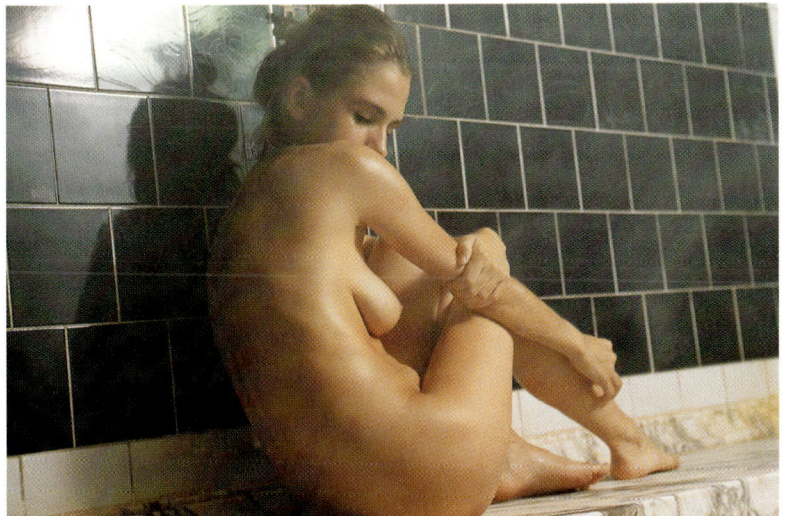

Wenn Sie Saunen nicht vertragen, können Sie Ihren Körper auch mit warmen Bädern und schweißtreibenden Tees wie z.B. Lindenblütentee oder Holundertee zum Schwitzen bringen. Sie müssen sich nach der Anwendung sofort gut zugedeckt ins Bett legen.

Die Saunawärme entspannt nicht nur die Muskulatur, sondern auch die Psyche, und obwohl das Herz schneller schlägt, normalisiert sich zu hoher Blutdruck – aufgrund der Erweiterung der Blutgefäße.

Die Seele entgiften

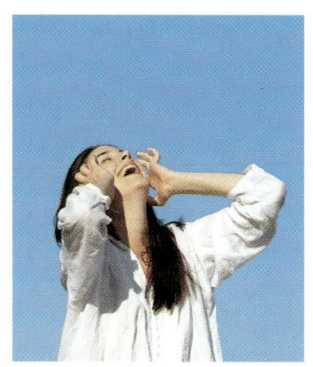

Die Seele baumeln lassen, Kraft tanken – gönnen Sie sich auch im Alltag kleine Inseln der Ruhe und Erholung.

Zusammenhänge zwischen Körper und Geist

Weltweit entdecken Forscher immer mehr Zusammenhänge zwischen Körper und Seele. Für die Wissenschaftler, die sich mit den Auswirkungen psychischer Vorgänge auf die Gesundheit befassen, steht inzwischen fest: Es besteht eine direkte Verbindung zwischen dem Gehirn und den Zellen des Immunsystems.

Wenn die Seele verletzt ist, leidet auch der Körper

Gerät unsere Seele unter Druck, und sind wir starken psychischen Belastungen ausgesetzt, dann wird unsere körpereigene Abwehr angegriffen. Denn negative Eindrücke, wie Ärger im Beruf oder mit dem Partner, hemmen die Produktion von Antikörpern im Organismus. So wurde z.B. in einer Studie nachgewiesen, dass unter dem Einfluss von Prüfungsstress die Zahl der T-Helferzellen im Blut absinkt und die Aktivität der Killerzellen nachlässt. Am schlimmsten schädigen enttäuschte Erwartungen und unerfüllte Vorfreude die Abwehrkräfte. Psychische Probleme schwächen jedoch nicht nur das Immunsystem, sondern auch die Organfunktionen und beeinträchtigen auf diese Weise die Ausleitung von Giften aus dem Körper.

So befreien Sie sich von Psychogiften

Egal welche Kur Sie für Ihre ganz persönliche Entgiftung wählen, allen ist eines gemeinsam: Auf der Basis innerer Ausgeglichenheit und seelischer Harmonie funktionieren sie am besten. Wir zeigen Ihnen ein paar Wege, um sich so eine Basis zu schaffen.

• Lernen Sie, klar »Nein« zu sagen, wenn Ihnen etwas widerstrebt. Lassen Sie sich nämlich widerwillig zu etwas bewegen, so geraten Sie in

Wissenschaftler am Comon Cold Unit in England fanden bei einer Studie mit 394 Personen, die sie mit Schnupfenviren infizierten, heraus, dass überwiegend diejenigen erkrankten, die gerade mit seelischen Belastungen zu kämpfen hatten.

einen inneren Widerspruch. Dies kann so sehr in Ihnen bohren und arbeiten, dass andere wichtige Funktionen – wie etwa die Entgiftung – blockiert werden.

● Nach arbeits- und stressreichen Tagen sollten Sie bewusst versuchen, abends abzuschalten. Legen Sie die Dinge, die Sie beschäftigen, beiseite. Manchmal fällt einem das leichter, wenn man sich vorstellt, Probleme in eine Schublade einzusperren und sie erst am nächsten Tag, wenn sie wieder aktuell sind, hervorzuholen.

● Viele Menschen entwickeln Schuldgefühle, wenn Sie es sich gut gehen lassen. Das muss nicht sein. Verwöhnen Sie sich in Ihrer Freizeit, gönnen Sie sich die Verwirklichung von Träumen und Wünschen, und pflegen Sie Ihre Hobbys. Denken Sie daran: Sie haben nicht nur Pflichten, die erfüllt werden müssen, sondern auch das Recht, die angenehmen Seiten des Lebens zu genießen.

● Fressen Sie belastende Dinge nicht in sich hinein, sondern sprechen Sie mit guten Freunden oder dem Partner darüber. Das eröffnet Ihnen vielleicht einen anderen Blickwinkel und hilft Ihnen, sich Psychogifte von der Seele zu reden.

● In Momenten, in denen der Stress am stärksten ist, sollten Sie auf den Ehrgeiz verzichten, eisern durchzuhalten. Lassen Sie lieber ganz spontan für fünf Minuten alles liegen, und machen Sie etwas vollkommen anderes: Öffnen Sie die Fenster, gehen Sie an die frische Luft, oder blättern Sie in einem Magazin und lesen eine Geschichte, die Sie anspricht. Die plötzliche Ablenkung lässt den Stress meist verpuffen und Sie nach fünf Minuten Verschnaufpause wieder mit neuer Energie weitermachen.

Suchen Sie Ruhe und Entspannung, und meiden Sie Lärm und Hektik, so oft es möglich ist. Schalten Sie ruhig einmal den Fernseher ab, und hören Sie stattdessen angenehme, leise Musik, und lassen Sie dabei Ihre Gedanken einfach treiben.

Dass gute Laune die Selbstheilungskräfte aktiviert, wurde auch durch Tests an mehreren französischen Krankenhäusern bewiesen: Die Wunden von Patienten, denen nach ihrer Operation lustige Videofilme vorgeführt wurden und die deshalb mehrmals täglich in schallendes Gelächter ausbrachen, heilten wesentlich schneller als bei einer Vergleichsgruppe ohne Vergnügen.

Lachen ist gesund

Gute Laune führt zu einer vermehrten Produktion von Abwehrkörpern und stärkt die Selbstheilungskräfte. Wer sich häufig freut, viel lacht und glücklich ist, hat ein starkes Immunsystem. Wissenschaftlich bewiesen: Schon ein einziges freudiges Erlebnis kurbelt für zwei Tage die Antikörperproduktion im Organismus an.

Effektive Kurzzeitentspannung

Diese Entspannungsmethode können Sie mehrmals am Tag für zehn Minuten anwenden. Je öfter Sie die Übung durchführen, desto besser wird es Ihnen gelingen, auf diese Weise Energie zu tanken.

Die richtige Atemtechnik ist die wichtigste Voraussetzung für eine erfolgreiche Entspannung. Wer sie verlernt hat, kann sie sich durch Übung wieder antrainieren (siehe dazu auch Seite 42).

● Legen Sie sich hin, oder setzen Sie sich bequem in einen Sessel. Schalten Sie Lärmquellen ab, und schließen Sie die Augen.

● Spannen Sie langsam alle Muskeln im Körper an. Haben Sie einen mäßig starken Spannungszustand erreicht, hören Sie damit auf, und entspannen Sie sich allmählich wieder.

● Atmen Sie tief und gleichmäßig durch den Bauch ein und aus. Wenn Sie einatmen, stellen Sie sich vor, wie die Atemluft in jede einzelne Zelle des Organismus strömt. Beim Ausatmen sollten Sie sich genau das Gegenteil vorstellen, nämlich wie alle Luft wieder aus Ihrem Körper entweicht. Kleiner Trick: Denken Sie dabei an die Meeresbrandung an einem herrlichen Sandstrand. Beim Einatmen brandet das Wasser weit über den Strand hoch, beim Ausatmen fließt es zurück.

● Lassen Sie Ihre Gedanken für zehn Minuten (Wecker stellen) in diesem Rhythmus treiben. Denken Sie möglichst an nichts anderes.

● Bleiben Sie nach Abschluss der Übung noch für ein bis zwei Minuten in Ruhestellung, und kommen Sie dabei mit Ihren Gedanken langsam wieder in den Alltag zurück.

Entgiftung durch Phantasie

Eine amerikanische Studie lieferte ein verblüffendes Ergebnis: Testpersonen wurden gebeten, sich vorzustellen, wie Abwehrzellen in Form gefräßiger Haifische durch das Blut schwimmen und Krankheitserreger beseitigen. Nach einigen Übungsstunden konnte im Blut der Testpersonen tatsächlich eine erhöhte Aktivität der Abwehrzellen gemessen werden! Diese Erkenntnis können Sie sich zunutze machen: Stellen Sie sich jeden Tag vor dem Einschlafen und nach dem Aufwachen vor, wie Entgiftungspolizisten Ihren ganzen Organismus, das Gewebe und alle Blutbahnen, durchstreifen und dabei Körpergifte entrümpeln.

Entgiftung im Schlaf

Rund ein Drittel des Lebens verbringen wir im Schlaf. Der gesamte Organismus erholt und regeneriert sich während dieser Zeit. Etwa ein bis zwei Stunden nach dem Einschlafen ist die größte Schlaftiefe erreicht. Vier bis fünf Schlafzyklen mit diesen Tiefschlafphasen durchläuft der Körper jede Nacht.

Träumen – wichtig für die geistige Gesundheit

Zwischen den Tiefschlafzyklen liegen die Traumphasen, die im Durchschnitt jeweils 20 Minuten dauern. Während dieser Zeit werden Tageserlebnisse vor dem geistigen Auge wiederholt und aufgearbeitet. Erkennbar sind diese Phasen an heftigen Augenbewegungen, mit denen der Schlafende den Traumerlebnissen folgt (REM-Phase = rapid eye movements). Würden die Traumphasen auf Dauer unterdrückt, wären Wahnsinn und Geisteskrankheit die Folge.

Wie viel Schlaf braucht der Mensch?

Ausreichend Nachtschlaf ist wichtig für die Erholung von Körper und Geist. Das Schlafbedürfnis ist individuell verschieden und nimmt mit zunehmendem Alter ab. Säuglinge benötigen bis zu 16 Stunden Schlaf am Tag, Kleinkinder zehn bis zwölf Stunden, Jugendliche acht bis zehn Stunden und Erwachsene sechs bis acht Stunden. Alte Menschen kommen in der Regel mit noch weniger Schlaf aus.

Während der Nachtruhe arbeitet das Immunsystem auf Hochtouren, um Krankheitserreger, Stoffwechselrückstände oder andere Gesundheitsgefahren zu beseitigen. Deshalb sollten Sie schon im Interesse der Körperentgiftung für ausreichend gesunden Schlaf sorgen. Das Entgiftungsorgan Leber z. B. läuft in der Zeit nach Mitternacht auf Hochtouren. Ab etwa zwei Uhr erreicht es den Höhepunkt seiner Aktivität. Wer dann nicht im Bett liegt und schläft, blockiert die Ausscheidung von Schadstoffen durch die Leber.

> Ein ausreichender Nachtschlaf ist für die Regeneration des Organismus essenziell. Übrigens: Ihre Entgiftungsorgane, allen voran die Leber, sind während des Schlafes besonders aktiv.

Der Puls wird langsamer, der Atem ruhiger – das Immunsystem arbeitet in der Nacht jedoch auf Hochtouren.

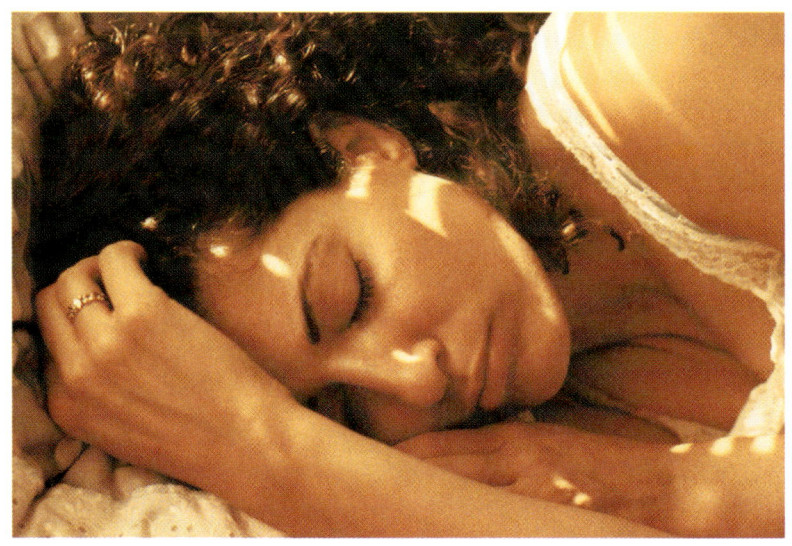

Tips für einen erholsamen Schlaf

Bei Einschlafstörungen sind schlaffördernde Tees aus Johanniskraut, Hopfen, Melisse, Lavendel und Baldrian sehr hilfreich. In Stresssituationen kann man Johannisblütenöl auch tagsüber einnehmen (zweimal täglich einen Teelöffel voll).

● Frische Luft ist für einen erholsamen Schlaf sehr wichtig. Lüften Sie deshalb im Sommer wie im Winter jeden Morgen nach dem Aufstehen und jeden Abend vor dem Schlafengehen. Eine Ausnahme sollten Sie nur dann machen, wenn Sie unter Heuschnupfen leiden und gerade Pollenflug ist.

● Für einen süßen Schlummer ist die Temperatur im Schlafzimmer wichtig. Ideal sind Werte zwischen 14 und 18 °C.

● Auch wenn Sie es nicht bewusst erleben: Im Schlaf sind Sie ständig in Bewegung. Und dafür brauchen Sie Platz. Ein Bett sollte deshalb etwa 20 bis 30 Zentimeter länger als die Körpergröße und rund einen Meter breit sein.

● Zu weiche Matratzen fühlen sich beim Probeliegen während des Einkaufs zwar angenehm an, sind aber für einen erholsamen Schlaf nicht sehr geeignet. Die Entscheidung sollte deshalb zu Gunsten einer härteren Unterlage ausfallen. Außerdem: Kreuz- oder Bandscheibenschmerzen sind besser zu ertragen, wenn man härter liegt.

• Verzichten Sie auf den alkoholischen Schlaftrunk vor dem Zubettgehen. Alkohol macht zwar müde und beschleunigt das Einschlafen, belastet jedoch den Organismus, da die Leber ihn abbauen muss. Der Schlaf ist außerdem nicht so tief und deshalb nur wenig erholsam. Möchten Sie trotzdem etwas trinken, sollten Sie es bei einem Glas Bier oder Wein belassen.

• Essen Sie möglichst früh zu Abend. Während der Magen arbeitet und Nahrungsfette zersetzt, wird das Aufputschhormon Adrenalin ausgeschüttet, was den Schlaf beeinträchtigen kann.

• Wer tagsüber viel sitzt, sollte sich an einen regelmäßigen Abendspaziergang gewöhnen. Drehen Sie vor dem Schlafen für zehn Minuten eine Runde um den Block oder machen Sie leichte Gymnastikübungen – möglichst an der frischen Luft, z. B. bei geöffnetem Fenster, auf dem Balkon oder der Terrasse.

• Bleiben Sie nicht bis unmittelbar vor dem Schlafengehen vor dem Fernseher sitzen. Die bewegten Bilder setzen sich im Unterbewusstsein ab und wirken nach. Schalten Sie deshalb etwa eine halbe Stunde vor dem Zubettgehen den Fernseher ab, und lesen Sie ein gutes, nicht allzu aufregendes Buch.

• Gehen Sie nicht zu früh ins Bett, wenn Sie unter vorzeitigem Erwachen leiden. Erzwingen Sie keine acht Stunden Nachtschlaf, wenn Ihr Organismus signalisiert, dass er mit weniger auskommt.

• Werden Sie häufig mitten in der Nacht wach, sollten Sie sich abdecken, bis Ihnen kühl wird. Kriechen Sie anschließend wieder unter die warme Decke, wird das Schlafbedürfnis ausgelöst. Verstärkt wird dieser Effekt durch kalte Wickel, die etwa fünf Minuten um die Handgelenke angelegt werden.

• Bei Schlafstörungen: Nehmen Sie vor dem Zubettgehen ein warmes Vollbad mit entspannenden Zusätzen wie etwa Hopfen, Lavendel, Melisse oder Baldrian. Beruhigend wirken auch Teemischungen aus diesen Kräutern. Homöopathische Präparate auf der Basis von Baldrian, Hopfen, Melisse, Johanniskraut, Kava-Kava oder der Passionsblume fördern das Einschlafen. Johanniskraut hat zudem eine ausgleichende Wirkung auf die Psyche.

Wie man sich bettet, so liegt man: Dreiteilige Matratzen, wie man sie früher verwendete, sind heute nicht mehr zu befürworten. Eine nicht unterteilte Matratze stellt sich besser auf Körperformen ein.

Unter der Matratze liegt der hölzerne Lattenrost. Achten Sie bei der Auswahl darauf, dass die einzelnen Latten nicht starr im Rahmen verankert sind. Es gibt auch Lattenroste, deren Querverstrebungen beweglich angebracht sind. Sie schwingen und können sich der Kräfteverteilung, die beim Umdrehen nachts entsteht, anpassen.

Mit Entgiftung Leiden lindern

Allergien

Mögliche Ursachen:
Entgleisung des Immun-systems durch Giftüber-lastung

Entgiftung:
Kräutertee-Entgiftungskur, Apfelessig, Sauna, Weizengrassaft, Kneipp-Anwendungen, Heilfasten, Honigkur, Anregung des Lymphflusses

Arterienverkalkung

Mögliche Ursachen:
Falsche Ernährung, Zigaret-tenrauch

Entgiftung:
Ernährungsumstellung, Knoblauchkur, Fastenkuren

Asthma

Mögliche Ursachen:
Umweltgifte in Reinigungs-mitteln, Farben und anderen Chemikalien

Entgiftung:
Kräutertee-Entgiftungskur, Kräuterinhalationen, Atemü-bungen, Weizengrassaft

Blähungen

Mögliche Ursachen:
Mit der Nahrung aufgenom-mene Gifte stören die Ver-dauung im Darm

Entgiftung:
Molkekur, Darmsanierung, Fastenkur, Weizengrassaft, Brottrunk

Bluthochdruck

Mögliche Ursachen:
Falsche Ernährung, Nieren-schwäche, Giftbelastung durch Alkohol- oder Tabak-konsum

Entgiftung:
Ernährungsumstellung, regelmäßiger Rohkosttag, Weizengrassaft, schwarze Melasse

Bronchitis

Mögliche Ursachen:
Umweltgifte in der Atemluft

Entgiftung:
Kräutertee-Entgiftungskur, Kräuterinhalationen, Honig-kur, Weizengrassaft, Aromaöle

Chronische Infektionen

Mögliche Ursachen:
Gifte hemmen das Immun-system

Entgiftung:
Brottrunk, Apfelessig, Anre-gung des Lymphflusses, Weizengrassaft, Heilfasten

Chronische Müdigkeit

Mögliche Ursachen:
Erhöhte Giftbelastung des Organismus

Entgiftung: Apfelessig, schwarze Melasse, Brottrunk, Kräutertee-Entgiftungskur

Chronischer Schnupfen

Mögliche Ursachen:
Schwächung der Abwehr-
kräfte durch Gifte, aber auch
durch Stress

Entgiftung:
Kräutertee-Entgiftungskur,
Kneipp-Anwendungen,
Honigkur

Depressive Verstimmung

Mögliche Ursachen:
Überlastung des Organismus
mit Giften

Entgiftung:
Sauna, Kräutertee-
Entgiftungskur, Molkekur,
Heilfasten

Ekzeme

Mögliche Ursachen:
Allgemeine Giftüber-
lastung

Entgiftung:
Kräutertee-Entgiftung,
Ernährungsumstellung,
Weizengrassaft, Apfelessig,
Brottrunk

Entzündliches Rheuma

Mögliche Ursachen:
Überschießen der Immun-
abwehr durch Nahrungs-
gifte oder Gifte in Chemikalien

Entgiftung:
Schwarze Melasse, Brot-
trunk, Heil- oder Saft-
fasten, Kräutertee-
Entgiftungskur

Erhöhte Infekt-anfälligkeit

Mögliche Ursachen:
Geschwächtes Immunsystem

Entgiftung:
Brottrunk, Ernährungsum-
stellung, Kräutertee-Ent-
giftungskur, Anregung
des Lymphflusses, Sauna,
Apfelessig, Honigkur,
schwarze Melasse, Weizen-
grassaft

Gallenblasenentzündung

Mögliche Ursachen:
Falsche Ernährung, Genussmittelgifte

Entgiftung:
Ernährungsumstellung,
Rohkostkur, Kräutertee-
Entgiftungskur, schwarze
Melasse, Heilfasten

Gicht

Mögliche Ursachen:
Falsche Ernährung,
eventuell Übersäuerung

Entgiftung:
Ernährungsumstellung,
Rohkostkur, Brottrunk,
Weizengrassaft, Kräutertee-
Entgiftungskur

Herzbeschwerden

Mögliche Ursachen:
Genussmittelgifte,
falsche Ernährung,
psychische Überlastung,
Stress

Entgiftung:
Ernährungsumstellung,
Rohkostkur, Kräutertee-
Entgiftungskur,
Entspannungsübungen,
Kneipp-Anwendungen,
schwarze Melasse, Brot-
trunk, Weizengrassaft

93

Kopfschmerzen

Mögliche Ursachen:
Umwelt-, Nahrungs-
und Genussmittelgifte,
Stress

Entgiftung:
Kräutertee-Entgiftungskur,
Kneipp-Anwendungen,
Entspannungsübungen,
Aromaöle, Darmsanierung,
Apfelessig, Sauna, Heil-
fasten

Leber-
funktionsstörungen

Mögliche Ursachen:
Nahrungs- und Genuss-
mittelgifte, falsche
Ernährung, allgemeine
Überlastung mit Giften

Entgiftung:
Kräutertee-Entgiftungskur,
Molkekur, Fastenkuren,
Rohkost, Ernährungsum-
stellung

Magenschleimhaut-
entzündung

Mögliche Ursachen:
Nahrungs- und Genuss-
mittelgifte, Umweltgifte in
Chemikalien

Entgiftung:
Kräutertee, Fasten- oder
Molkekur, Brottrunk

Nieren-,
Blasenentzündung

Mögliche Ursachen:
Umweltgifte, aber auch psychische Belastungen

Entgiftung:
Rohkostkur, Kräutertee-Entgiftungskur, Saftkur

Nieren-, Blasenschwäche

Mögliche Ursachen:
Gifte in Chemikalien,
u. a. auch bestimmte
Medikamente

Entgiftung:
Rohkostkur, Kräutertees,
Saftkur, Apfelessig, schwarze
Melasse, Aromaöle

Schlafstörungen

Mögliche Ursachen:
Genussmittelgifte, Umweltgifte in Chemikalien

Entgiftung:
Kräutertees, Aromaöle,
schwarze Melasse, Kneipp-
Anwendungen, Kräuterbäder

Verstopfung

Mögliche Ursachen:
Gifte hemmen die Darm-
tätigkeit

Entgiftung:
Molkekur, schwarze Melasse,
Honigkur, Brottrunk,
Fastenkuren (nach voraus-
gehender Darmsanierung),
Rohkost- und Safttage,
Weizengrassaft, Knoblauch-
kur, Kräutertee-Entgiftungs-
kur

Weichteilrheuma

Mögliche Ursachen:
Nahrungs- oder
Umweltgifte, Medikamen-
tenrückstände

Entgiftung: Ernährungs-
umstellung, Kräutertee-
Entgiftungskur, schwarze
Melasse, Brottrunk,
Heilfasten

Über den Autor

Werner Meidinger ist Sachbuchautor und freiberuflicher Medizinjournalist mit den Themenschwerpunkten Psychologie, Ernährung, Schul- und Naturmedizin.

Literatur

Collier, Dr. Renate: Wie neugeboren durch Darmreinigung. Gräfe & Unzer Verlag. München 1995

Hellmiß, Margot: Natürlich heilen mit Apfelessig. Südwest Verlag. 18. Auflage, München 1998

Leibold, Gerhard: Heilfasten. Falken-Verlag. Niedernhausen 1994

Oberbeil, Klaus: Obst und Gemüse als Medizin. Südwest Verlag. 5. Auflage, München 1998

Meintrup, Marc: Natürlich heilen mit Weizengras. Südwest Verlag. 2. Auflage, München 1998

Pieper, Rolf-Andreas: Gesundheit und Entspannung in der Sauna. Falken-Verlag. Niedernhausen 1991/1994

Scott, Cyril: Das schwarze Wunder. Vita Reform-Verlag. Dulliken, Schweiz 1995

Hinweis

Das vorliegende Buch ist sorgfältig erarbeitet worden. Dennoch erfolgen alle Angaben ohne Gewähr. Weder Autor noch Verlag können für eventuelle Nachteile oder Schäden, die aus den im Buch gemachten praktischen Hinweisen resultieren, eine Haftung übernehmen.

Anmerkung der Redaktion

Sie haben es sicher gemerkt, dass wir diesem Buch die neuen amtlichen Rechtschreibregeln zu Grunde/zugrunde gelegt haben.

Bildnachweis

Bavaria, Gauting: U4 (M.u.H.); Gotovac Nada, München: 12; Südwest Verlag, München: 1, 26, 34, 43, 50, 59 (Karl Newedel), 19, 66 (Michael Nagy); The Image Bank, München: 5 (Nicholas Foster), 20 (Nino Mascardi), 22 (L.D. Gordon), 37 (L. Wallach), 44 (Max Schneider), 86, 92 (Paolo Curto); Tony Stone, München: Titelbild, 72 (Ken Scott), 53 (David Hanson), 74 (Jeremy Walker), 79 (Chris Craymer), 85 (Howard Grey), 90 (Carol Ford); Trangsglobe Agency, Hamburg: 6 (H. Tschanz-Hofmann)

Impressum

© 1997 Südwest Verlag GmbH in der Verlagshaus Goethestraße GmbH & Co. KG, München 2. Auflage 1998

Redaktion:
Constanze Lüdicke, Helga Staudinger
Projektleitung:
Stephanie Wenzel
Redaktionsleitung und medizinische Fachberatung:
Dr. med. Christiane Lentz
Bildredaktion: Sabine Kestler
Produktion: Manfred Metzger
Umschlag: Till Eiden
DTP/Satz:
satz & repro Heinrich Grieb
Druck: Weber Offset, München
Bindung:
R. Oldenbourg, München

Printed in Germany

Gedruckt auf chlor- und säurearmem Papier

ISBN 3-517-07529-9

Register